老年常见病防治手册

慢性阻塞性肺疾病

孙增涛　刘恩顺　主编

华 龄 出 版 社

责任编辑：林欣雨
封面设计：魔弹文化
责任印制：李未圻

图书在版编目（CIP）数据

慢性阻塞性肺疾病/孙增涛，刘恩顺主编. —北京：华龄出版社，2012.1
（老年常见病防治手册/吴咸中主编）
ISBN 978－7-80178-923-5

Ⅰ.①慢… Ⅱ.①孙…②刘… Ⅲ.①老年病：慢性病：肺栓塞－防治－手册 Ⅳ.①R563.5-62

中国版本图书馆 CIP 数据核字（2011）第 268187 号

书　　名：慢性阻塞性肺疾病
作　　者：孙增涛　刘恩顺　主编
出版发行：华龄出版社
印　　刷：三河科达彩色印装有限公司
版　　次：2012 年 1 月第 1 版　　2012 年 1 月第 1 次印刷
开　　本：710×1000　1/16　　印　　张：9
字　　数：110 千字　　印　　数：1～3000 册
定　　价：20.00 元

地　　址：北京西城区鼓楼西大街 41 号　　邮编：100009
电　　话：84044445（发行部）　　传真：84039173

《老年常见病防治手册》编委会

主　编　吴咸中

编　委（以姓氏笔画为序）

王兴民　王　洁　王存选　白人骁　吕文光
刘恩顺　朴　哲　孙增涛　朱思伟　李维廉
李方儒　李勇健　张志宏　张　虹　金银龄
赵　凯　党　群　唐艳萍　徐　勇　徐　玲
常宝成　常　柏　龚　瑾　潘从清

编写人员（以姓氏笔画为序）

丁　莎　马宝杰　牛　薇　牛秀伟　王　超
王存选　王　辉　王凤玮　付　敏　吕文光
刘恩顺　刘继威　刘冉录　刘美玉　刘　佳
牟广韬　朴　哲　乔宝民　孙增涛　孙文强
朱思伟　陈　明　李维廉　李方儒　李永健
李树颖　李小娟　李继海　李瓦里　李　健
杨俊华　杨菊红　杨　阔　张志宏　张　虹
张　萍　张世姝　金　喆　金　彦　庞　雁
单春艳　封继宏　郝　剑　姚　嫱　赵　凯
赵永捷　党　群　郭庆捷　郭思佳　郭晓荣
高　陆　高　晟　顾芳芳　贾　宁　秦玉坤
唐艳萍　徐　勇　徐　玲　崔莉红　曹振华
常宝成　常　柏　龚　瑾　董　阳　韩秀江
窦　钊　蒿俊行　廉　富　蔺　宇　潘从清
魏葆琳

编　务　高颖　邢成思

主编　孙增涛　刘恩顺

编委　付　敏　廉　富　李小娟　魏葆琳

封继宏　郭思佳　窦　钊

序

随着社会的进步、经济和医学的发展，人的预期寿命不断提高，我国已经进入老龄化社会，据相关部门统计，我国60岁及以上老年人已达1.7765亿，占总人口的13.26%。老年人是许多疾病的高发人群，对医药保健知识需求较高，老年病的防治问题日益突出。为此我们编写了这套丛书。

本丛书共包括10个分册，各个分册都由本学科知名专家担任主编，他（她）们都曾参与《实用老年中西医结合治疗学》的编著工作，其学识水平、临床经验和文字水平都为丛书的编写奠定了坚实基础。为了让没有医学背景的老年朋友也能顺利地理解和运用常见老年病的防治知识，各个分册都采取问答形式，尽量浅显而详细地介绍不同疾病的基础知识、致病原因、临床表现、诊断要点、实用中西医疗法及相关心理、饮食、运动等预防方法，以便让广大读者看得懂、用得上、有实效。有条件的读者还可在阅读本丛书的基础上，参阅相关书籍，以拓展知识、加深理解。大家既做健康教育的受益者，又做健康教育的推广者，利己利人，善莫大焉。

老年人的幸福安康是社会文明和谐的重要标志。我国历来有尊老敬老的优良传统。“老吾老以及人之老”曾做为世界大同的一个重要标志，祝老人“寿比南山不老松”更是人人皆知的美好祈愿。我相信这套丛书的作者们一定能秉承仁者之心，传播济世仁术，为促进老年健康幸福发挥聪明才智，做出精诚贡献。

老年人是社会的宝贵财富，健康是老年人“老有所为，老有所乐”的基本条件。科学养生，无病早防，有病早治，是保持健康、延缓衰老的基本途径。就我个人体会而言，保持心态平和愉悦，维持健康规律的生活习惯，是我们老年人最应该注意而且能够做到的事情，于健康有大益，于家庭有大益，于社会有大益。在此，我衷心希望广大读者，特别是老年朋友，能通过阅读本书广博知识，开阔胸襟，因人制宜，学以致用，美意延年，尽登寿域。

因时间仓促，本丛书还定有一些不尽如人意之处，恳请读者和同道不吝指正。

吴咸中

2011.12

前　言

人类社会的发展史，是一部不断与自然、疾病斗争的历史。随着社会的进步，医学的发展，人的预期寿命不断提高，随之而来的是人口的老龄化以及老年病防治的问题日益突出。

目前，主要威胁人类健康的疾病谱发生了变化，慢性疾病涵盖了人类的大部分疾病，包括呼吸系统疾病、心血管疾病、癌症、糖尿病等。

2011 年入冬以来，北方多个省份遭遇了罕见的持续大雾，伴随而来的空气质量迅速下降，污染指数骤增，这种污染很容易诱发呼吸道疾病，尤其是慢性呼吸系统疾病患者多感不适，各大医院呼吸科门诊及住院患者不断增加。慢性阻塞性肺病（简称慢阻肺）是我们临床常见的以咳嗽、气喘以及反复呼吸道感染为主要表现得一类疾病，多见于中老年人，很多患者反反复复住院治疗，给家庭造成沉重的经济压力，因此，如何对慢阻肺患者进行宣教、控制病情、减少急性发作次数、提高生活质量是摆在所有呼吸科医生面前一道难题。

本书涵盖了慢阻肺相关的呼吸系统常识，以及慢阻肺病因、发病机制、诊断、治疗、预防保健等多方面知识。

本书选取患者关心的知识点，普及慢阻肺相关知识，并方便阅读。其做到“早发现、早诊断、早治疗”，提高慢阻肺疾病的知晓率、控制率，减少不良事件的发生，这样做对慢性病知识的普及与控制是大有裨益的。

希望本书的出版能为慢阻肺患者在疾病的的预防保健方面

起到一定的帮助作用，同时本书毕竟是一本慢阻肺相关知识的科普读物，虽进行了较严格的科学阐释，但也不能代替医生，如有不适，应到相关医院专科就诊。

衷心祝愿各位老年朋友身体健康！

作者

2011.12

目　录

什么是呼吸系统？

大家都知道，自出生的那一刻起，我们就时时刻刻都在呼吸。无论你是在甜美的梦乡里，还是在繁忙的劳作中，你随时都在吸入清新的氧气并且吐出浑浊的二氧化碳，这个简单的动作对于我们每个人来说都太过熟悉了，以至于我们甚至常常忽略了它的存在。但是殊不知，我们的全部生命活动都要靠这轻轻松松的一呼一吸两个动作来维持。那么，我们是如何完成这项活动的呢？呼吸活动虽然看似轻松，但实际上它却需要由一个复杂而精密的系统来完成，这就是我们的呼吸系统。

让我们先来了解一下到底什么是呼吸呢？简单来说，呼吸就是我们的身体与外界环境之间的气体的交换过程。这个过程其实包括了三个环节：第一个环节包括两方面，首先我们需要把外界空气吸进肺内，这个过程叫做肺通气，并且在肺内将吸入的新鲜空气与血液中含有大量二氧化碳的气体进行交换，这个过程叫做肺换气；第二个环节是指血液载着氧气循环周流；最后一个环节就是氧气随着血流被运输到全身各个细胞中，参与细胞代谢。正常人每分钟呼吸 12～18 次，每次呼出或吸入的气体体积大约为 400～600ml。

人体的呼吸系统包括肺外气道与肺两大部分。肺外气道包括鼻、咽、喉、气管以及主支气管，而肺包括肺内各级支气管及大量微小的肺泡。通常我们将鼻、咽、喉统称为上呼吸道，将气管、支气管与肺统称为下呼吸道。

老年人的呼吸系统有什么特点？

老年人组织代谢机能减退，鼻毛自然脱落、变短，鼻黏膜萎缩，黏液分泌减少，使得鼻腔的生理防御能力减退。老年人的支气管弹性也有所降低。同时，免疫功能的降低以及周身脏器不同程度的衰退，机体对于病原微生物的抵御能力变得大不如前。除此之外，吞咽功能降低以及排痰、咳嗽、喷嚏等正常防御反射减退，从而导致呼吸道内的异物不能及时排出体外而损伤气道，甚至引发气道感染。老年人肺活量降低，胸壁与肺组织的弹性下降，呼吸肌的肌力减弱更加影响吸气时气体的进入。另外，由于老年人肺炎的临床表现往往不够典型，多数人并不表现为高热、咳嗽、咳痰等肺炎典型症状，反而容易出现低热、轻咳、呼吸加快、恶心呕吐、食欲减退、精神萎靡等，而且血常规分析时白细胞总数并不升高，这就加大了临床医生诊断和治疗的难度，容易耽误病情，使之恶化。反复的呼吸道感染会大大增加慢阻肺的发生几率。

呼吸系统如何防御有害物质的入侵？

人类赖以生存的大气其成分并不是单一的，包括多种气体成分以及颗粒物质。其中的气体成分除了人体生命活动所必需的氧气外，还包括一氧化氮、二氧化碳、水汽、一氧化碳、二氧化硫等等，而颗粒物质则指悬浮在空气中的尘埃、花粉、毛屑、烟雾、虫螨、细菌等病原微生物。这些物质可并不都是人类的朋友，如二氧化硫等有毒有害的气体以及空气中的悬浮颗粒物质都会对我们的气道甚至全身产生不良影响。当我们吸气时，这些“鱼目混杂”的空气成分便同时进入到了我们的呼吸系统当中来。那么对于这些“不速之客”的到来，我们的呼吸系统又会做出怎样的反应呢？对于外来有毒有害物质物质，我们的机体天生便有着一套非常完善的防御体系，而作为首当其冲与这些物质进行“亲密接触”的呼吸系统，其中包括鼻、气管支气管黏膜，可以说就是我们人体抵御“外敌”的一组天然防御屏障。

由于空气污染日益严重，加之有些人长期大量吸烟或者反复发生呼吸道感染等，在这些有害因素的长期刺激下，气道的组织结构遭到破坏，免疫防御功能被逐渐削弱，这样就会增加各种气管、支气管甚至肺部疾病的发生概率。

什么是慢性阻塞性肺疾病？

我们通常将慢性阻塞性肺疾病简称为“慢阻肺”或者“COPD”。“COPD”其实是慢阻肺的英文首字母缩写。慢阻肺其实并不是一个单一的疾病，而是一组以慢性的气道阻塞、气流受限为特征的呼吸系统疾病的统称。我们通常情况下所说的慢阻肺，实际上主要包括两种疾病：慢性支气管炎和肺气肿。老年人是慢阻肺的高多人群，慢阻肺进展缓慢，最终可能发展成慢性肺源性心脏病。慢阻肺的临床症状较为痛苦，严重影响着患者的生命健康及生活质量。

慢阻肺发病情况如何？

慢阻肺在发展中国家的发病情况更是不容乐观：我国慢阻肺的患病率在世界范围内处于高位，并且呈爆发趋势。40 岁以上人群患病率高达 8%～9%，也就是说，在我国 40 岁以上的人口中，每 100 人就有超过 8 个人患有慢阻肺！一般来讲北方地区要高于南方地区。我国是全世界慢阻肺死亡率最高的国家，其死亡率在城市居第四位，农村居第一位，每年死亡人数达 100 万人，相当于每分钟就有 2.5 个人死于慢阻肺，每年致残人数也高达 500 万～1 000万人。据统计，在各类疾病对社会造成的经济负担方面，“慢阻肺”位居第 12 位，但预计到 2020 年将上升至第 5 位，并且成为全球第三大死亡原因。

慢阻肺分几个阶段？

慢阻肺起病较为缓慢，病程较长，通常会迁延数十年不愈。临床症状主要是以反复发作的咳嗽、咳痰、胸闷、气短甚至是呼吸困难，并伴有喘息为特点。同时患者还可能会出现体重下降、食欲减退、肌肉萎缩、精神抑郁甚至合病感染时会出现咳血等现象。

慢阻肺按病情可以分为两个阶段：急性发作期和稳定期。急性发作期是指咳嗽、咳痰、气促、喘息症状在短时间内明显加重，这时患者需要及时去医院就诊进行治疗；而当病情得到有效的控制，各方面情况都趋于稳定，并且至少达 2 月以上时，我们就称这段时期为稳定期。

在实际临床当中，慢阻肺的情况却复杂得多，有研究发现，出现我们所提到的咳嗽、咳痰、气喘等典型症状的慢阻肺患者其实只有 56.8%，也就是说有近 35%的慢阻肺患者在临床上根本不会表现出以上这些明显的临床症状，我们把这一类的患者称为“无症状慢阻肺患者”。另外，也有很多患者在疾病的早期，症状往往不是很严重，他们常常把咳嗽、咳痰认为是年纪大了以后自然会出现的现象，不予以重视，这就给临床医生早期确诊慢阻肺带来了很大的难度。在实际临床中，只有将近 31%的患者可以得到明确的诊断，也就是说有近七成的慢阻肺患者在被漏诊甚至是误诊了。因此，可以说在所有的呼吸道疾病中，慢阻肺可以称得上是个“不动声色”的杀手——多数患者在确诊时已经进入到中晚期，而中晚期患者 5 年内死亡率高达20%～30%，多常常突然死于呼吸衰竭，可见，无论是在我国还是在全球范围内，慢阻肺的发病情况都是异常严峻的。

中医把慢阻肺叫什么？

慢阻肺不仅仅是西医学的一种疾病，早在《黄帝内经》中，我们的祖先就已经对它有了较为深入的认识。慢阻肺在中医学中被归属于“咳嗽”、“喘证”以及“肺胀”的范畴。《灵枢》中将“肺胀”解释为“虚满而喘”，“虚”是指人体肺气虚弱，“满”指肺气胀满，疏通不利，而“喘”就是气促、喘息的临床表现。此后汉代名医张仲景在他的著作《金匮要略》中指出“咳而上气，此为肺胀”，并详细而形象地描述了“肺胀”患者的临床症状：“其人喘，目如脱状，脉浮大者”。“肺胀”顾名思义就是肺气胀满的意思。中医认为肺脏的功能失调，不能正常地呼出与吸入气体，就会导致气体拥塞在肺中，使肺脏胀大而壅满。这个朴素的认识其实与我们现代医学对于慢阻肺的认识是不谋而合的。

中医认为“肺胀”的病理因素主要是痰浊、水饮以及血瘀。这三个因素互相影响，互为因果，而此三者的产生其实与“肺胀”的病位息息相关。中医对于“肺胀”的病位之所在有着独到的见解：中医认为“肺胀”的病位不仅在肺，而且与脾和肾有关，到后期必累及于心。

“肺胀”的病理过程非常复杂，“痰浊”、“水饮”、“血瘀”三种病理因素交互作用，病位涉及肺、脾、肾、心四个脏器。且病情由“痰浊”到“血瘀”，由“肺”到“心”逐渐深入。因此，必须详加辨析，做到早期发现，早期诊断，早期治疗。

为什么慢阻肺多在夜间发作？

大多数慢阻肺患者会有这样的困扰：白天不会有很明显的咳嗽、喘息这些症状，可是偏偏一到了晚上，尤其是临睡觉前，这些表现就会加重，甚至扰得人没法睡觉。主要原因涉及到以下几个方面：

过 敏

过敏是慢阻肺发病以及加重的重要因素。但是通常情况下，患者在接触到过敏原后并不会马上发病，一般在接触后6～8小时方才发作。因此，慢阻肺患者在白天应该尽量减少与过敏原的接触机会，以减少夜间发作。另外，夜间机体防御功能减弱，抗过敏能力下降，气道反应性增高，这也是慢阻肺夜间多发的原因之一。临睡觉前服用长效抗过敏药，在一定程度上可以预防慢阻肺的夜间发作。

体温变化

一天当中，人体体温夜间较白天低，大约会下降1摄氏度左右。而体温下降0.7摄氏度就可能引起支气管收缩，诱发慢阻肺的发作。因此，慢阻肺患者要注意睡眠时的室内温度，尽量在温暖环境下休息，预防夜间发作。

神经兴奋性变化

人体的交感神经可以使支气管周围的肌肉舒张，从而保证支气管管腔变大；而迷走神经却恰恰相反，它可以使这些肌肉收缩，导致支气管管腔狭窄。白天，交感神经处于兴奋状态，而到了夜间，却是迷走神经的兴奋性较高，因此夜间支气管收缩，同时迷走神经还会刺激气道黏膜，使气道分泌物增多，这样，管腔与白天相比就较为狭窄，气流相对受限，所以容易引起咳嗽、喘息等症状的发作。

激素水平变化

人体肾上腺皮质激素的分泌是有昼夜节律变化的，一般情况下，夜间激素水平较白天低，尤其是午夜至凌晨这段时间，分泌水平是一天当中最低的。而肾上腺皮质激素可以帮助慢阻肺患者消除气道炎症，因此夜间气道炎症状态相对严重，发作也比白天频繁。

睡眠呼吸暂停

慢阻肺患者在睡眠状态时，气道的阻力增加，容易出现睡眠呼吸暂停综合征。支气管由于缺氧会出现收缩、痉挛，从而导致疾病的发作。一般来讲，采取侧卧位可以降低气道阻力，较为有效地预防或减少慢阻肺发作。

胃食管返流

夜间睡眠时，由于体位的原因，胃与食管处于同一水平，因此胃中的食物或者胃液容易返流到食管中，人在无意识状态下，很容易将食管中的这些物质误吸到气管当中，从而刺激气管引起气道痉挛。大约有 90％的慢阻肺患者伴有胃食管返流症状。

空气干燥

一般来说，夜间空气较白天干燥。干燥的空气对于慢阻肺患者来说是个不良刺激，可以引起支气管痉挛，导致症状发作。因此在临睡前可以喝一杯水，或者拖拖地、在卧室放置一台空气加湿器，这些措施都有预防慢阻肺夜间发作的作用。

注意到以上这些方面，您就可以采取针对性的措施，尽量避免夜间发作，减少痛苦并且保证良好的睡眠质量。

怎样判断呼吸功能是否正常？

我们正常人的呼吸应该是轻松自如并且没有任何阻力的。

当然如果在进行长跑、爬坡等较为剧烈的体力活动后我们也会出现呼吸加快，甚至胸闷、气短的感觉，但这只是暂时现象，休息片刻后这些不适就会得到缓解。

日常生活中应该从以下几个方面判断自己的呼吸功能是否正常：

1. 经常咳嗽，或者平时易患感冒，并且每次感冒后鼻塞、流涕等上呼吸道症状可以较快痊愈，而咳嗽症状却总是迁延不愈，可长达 1 月甚至数月；

2. 在进行上楼、走路、逛街购物、遛狗等日常活动后，较同龄人更容易出现喘促、气急、胸闷、出汗等不适症状，甚至需要被迫停止活动来进行休息；

3. 经常有晨起咳痰现象，痰液多较黏稠；

4. 有支气管炎反复发作史；

5. 有长期大量吸烟史；

6. 年龄超过 40 岁；

假如以上 6 个问题当中，有 3 项或 3 项以上，就需要小心慢阻肺的“偷袭”了。有必要到医院咨询医生，或者进行一些相关检查。

哪些因素可以导致慢阻肺？

吸烟

吸烟是慢阻肺发生的首要危险因素。慢阻肺患者当中有 80％是长期吸烟的“瘾君子”，而约有 10％～20％的吸烟者最终会发展成为慢阻肺。吸烟可损害支气管上皮纤毛，影响纤毛运动，降低局部抵抗力，还能诱发支气管痉挛、增加气道阻力。被动吸烟同样也会增加慢阻肺的发生率。

长期暴露于粉尘、烟雾等环境下

在某些职业当中，劳动者会长期暴露于一些化学、物理以及生物危险因素环境下，从而对人体，尤其是呼吸系统造成一定的危害，这些危险因素我们称之为职业性危险因素。常见的职业性危险因素有粉尘、烟雾等颗粒性物质，以及二氧化硫等有害化学气体成分。而对人体所产生的危害通常统称为职业危害，如教师吸入粉笔粉尘、厨师吸入油烟、采矿工人吸入煤尘、锯木工人吸入木屑等，都属于职业危害范围。

我们熟知的“矽肺”就属于一种职业危害病。它是由于长期大量吸入游离二氧化硅粉尘而导致的一种最常见，也是最严重的职业病。目前发现可以导致这种疾病的职业有28种，几乎包括了所有工业类行业，比如煤炭、石油、天然气、金属、建筑、化学肥料、美工、橡胶、玻璃、陶瓷、石灰、砖瓦、炼钢、冶金以及机械工业等等。很多“矽肺”患者到后期都会形成慢阻肺。

室内环境污染

室内污染是指室内存在可以释放有毒有害物质的污染源或者由于室内通风不佳，导致室内空气中有毒有害物质的含量和种类超标，从而对人体产生毒害作用，引发人体一系列不适症状。室内污染主要包括以下几个来源：建筑、装饰材料以及日用化学用品等释放出来的一氧化碳、二氧化碳、甲醛、苯等化学性污染；农村地区烧柴、烧煤取暖做饭所产生的粉尘、烟雾等物理性污染；生活垃圾、空调、室内植物、宠物、地毯等产生的细菌、螨虫、毛屑等生物性污染。有研究表明，对于不吸烟的农村女性来讲，烧饭产生的油烟是她们患慢阻肺的最重要因素。

反复呼吸道感染

反复的呼吸道感染是慢阻肺发生的一个重要因素。呼吸道感染可以由病毒、细菌、支原体、衣原体病原微生物引起，反复发作可以引起气道损伤，导致气流受限。同时呼吸道感染还是慢阻肺急性加重的最重要因素。

年龄增大

随着年龄的增长，我们的肺功能会逐渐下降，慢阻肺的发展是一个缓慢的、渐进性的过程，它是在机体所接触的各种疾病危险因素不断累积的基础上逐渐形成的。有研究发现，目前全世界慢阻肺患病率升高的主要原因之一就是全球人口的老龄化。瑞典 76～77 岁人群中慢阻肺的发病率为 20.3%，61～62 岁人群为 18.0%，而 46～47 岁人群为 8.1%，这个数据充分说明了慢阻肺与年龄增长之间的密切关系。

气道高反应性

我们的气道具有自身防御能力，当异物等外来物质刺激气道时，气道会出现反应性收缩的现象。正常人的这种反应程度很轻，但是还有一部分人，他们的气道对于外来刺激过于敏感，反应过度强烈，因此收缩时就使得气道变得明显狭窄，阻碍了气道的通气能力，这就叫做气道高反应性。支气管哮喘的基本病理特点就是气道高反应性。长期的气道狭窄就会引起气道结构改变以及气流受限，从而发展为慢阻肺。

长期接触室外空气污染

我们赖以生存的空气中有着非常复杂的成分，它们并不都是我们的朋友，有些污染物质甚至会对我们造成伤害。通常所说的空气污染是指大气中污染物质的浓度达到对人体有害的程度，超过了环境质量标准，会破坏生态系统，影响人类生命健康和生活条件。空气污染的主要来源有工业生产、生活炉灶及采暖锅炉、交通运输以及森林火灾。污染物主要指一氧化碳、二氧化硫、灰尘、烟雾等等。这些有害物质长期作用于我们的呼吸道，严重影响了呼吸的系统健康。

遗传因素

慢阻肺的发生还与遗传基因有一定的关系。慢阻肺属于多基因遗传疾病，也就是说它的发生是由多种遗传因素来共同控制的。目前，我们发现某些蛋白质与蛋白酶的缺乏会导致慢阻肺的发生风险大大增加。另外，血型抗原可能也与慢阻肺的发生有关。正因为慢阻肺在某种程度上受到来自遗传基因的影响，因此，该病存在家族遗传性，慢阻肺患者的亲属，其发病率要明显高于普通人。一般来说，如果父母的肺功能水平都很低，其子女的肺功能也较低的概率达37%；而对于同卵双胞胎来说，表现就更加明显了，两个人当中假如有一方对烟草敏感，那么另一方的肺功能也会比正常人差。

高海拔、寒冷潮湿的气候

我们所居住的地区的气候也会影响慢阻肺的发生。高海拔、潮湿寒冷多雾的地区慢阻肺的患病率较高，这也是慢阻肺患病率存在地域差异的一个主要原因。例如，上海市40岁以上人群慢阻肺的患病率是3.9%，而重庆为13.7%，两地差距如此明显，其原因可能就与重庆地区气候潮湿有关。另外，慢阻肺患者病情波动很大程度上受到来自天气的影响，这些患者对于温度及湿度的变化非常敏感。当天气剧变尤其是变冷时人体自身的防御功能下降，同时，由于冷空气可以导致黏膜上皮的纤毛运动功能障碍，自净清扫作用减弱，导致原本存在于上呼吸道或者由外界侵入的病毒或细菌迅速繁殖。加之部分慢阻肺患者气道反应性较正常人增强，支气管受到这些病原微生物的刺激后会痉挛收缩，使气道变得狭窄、气流阻力增加，导致慢阻肺患者病情加剧。

什么叫被动吸烟？

被动吸烟即俗称的“吸二手烟”，是指在工作和生活中，吸烟者在吸烟时，周围的人们不自觉地吸入香烟中尘粒以及各种有毒有害物质的过程。而在实际生活中，这种情况是普遍存在而且往往是不容易避免的。

大家可能或多或少都了解一些被动吸烟的危害，但是其机理却不为人所知。也没有引起群众的普遍重视。因此常常有一些并不吸烟，但却长期大量接触二手烟的女性，在出现咳嗽、咳痰后，常常不能意识到问题的严重性，一直等到明显的呼吸困难等症状出现才到医院就诊，这时可能就已经错过了诊疗疾病的最佳时期。

目前，我们已经有了相当确凿的证据来对被动吸烟的危害加以证明。研究发现，被动吸烟对人体产生的危害要比我们原先所想的更加严重！被动吸烟的成人患慢阻肺的概率比未被动吸烟的人高出 10%～43%，而患肺癌的几率更是高出 6 倍之多！据世界卫生组织估算，每年全球有 20 万人因为在办公室吸入二手烟而死于相关疾病。

吸烟者在吸烟时，把大约 70%的烟雾吐到了空气中，周围的人就被强迫“分享”了这些烟雾，这些吐出的烟雾当中所含的有毒有害物质的浓度可一点都不比吸烟者自己吸入的少，甚至有些物质的含量还要更高，比如烟焦油、苯并芘以及一氧化碳等。

吸烟是导致慢阻肺的重要原因吗？

烟草是所有人都熟知的东西，它几乎天天都出现在我们的日常生活中，甚至是很多人一生中都难以割舍的“亲密伙伴”。我国是世界上最大的烟草生产国和消费国，“饭后一支烟，快乐似神仙”，可见中国人对于烟草的“情有独钟”。据估计，从现在到 2050 年，我国将会有 1 亿人死于烟草相关疾病，其中一半的人将在中年时期（30～60 岁）死亡。2004 年，英国科学家指出，每年吸烟者排出的香烟烟雾要比全球汽车排放的尾气还要多 10 倍！并且，香烟在室内环境中造成的空气污染是在室外环境时的 15 倍！这些骇人听闻的数据值得我们深深思考和反省。吸烟可以导致多系统病变，其中尤其以呼吸系统为主。

卷烟中的“潜在杀手”有哪些？

卷烟中目前已知的化学成分有 2500 多种，这些成分燃烧后产生复杂的物理、化学变化，并且释放出 400 多种致癌物质，还有 10 余种促进癌症发展的物质。其中最可怕的两大“杀手”就是我们熟知的尼古丁和烟焦油。

尼古丁，其学名叫做烟碱。是一种无色透明、味苦难闻的油质液体。它的挥发性很强，能迅速溶解在水和酒精中，并且极易通过口、鼻、支气管黏膜被人体吸收，甚至是粘在皮肤表面的尼古丁也会很快渗入到体内。尼古丁具有很强的成瘾性，会使人对其产生依赖。大剂量尼古丁会导致恶心呕吐，血压升高，食欲降低，心跳加速，严重时甚至可以致人死亡。研究显示，一支香烟中所含尼古丁的量可以毒死一只小白鼠。如果将一支雪茄或者三支香烟中的尼古丁一次性注入到人的静脉中，人在 3～5 分钟内就会死亡。正是由于尼古丁这种强大的毒理作用，因此它也是农业杀虫剂的主要成分。也许有人会说，很多吸烟者吸的量可是远远大于 40～60 支的，那么，他们怎么没有中毒死亡呢？这是因为卷烟中尼古丁很大程度上被香烟烟雾中的甲醛中和一部分，尼古丁其实是分批、间断、缓缓地进入人体内的，所以吸烟者才不会发生急性中毒现象。此外，长期吸烟者已经对尼古丁产生了一定的耐受性，就像我们刚刚进入到有臭味的房间时，会觉得刺鼻难闻，但是一段时间后你的嗅觉就会慢慢适应，以至于闻不到那种刺鼻气味了。我们的身体也是这样，长期接触尼古丁后，就慢慢地对于它的毒力也不那么敏感了。

烟焦油，它主要存在于香烟的过滤嘴内，是一种棕色的油质液体。它是一种成分非常复杂的混合物，其中99.4%的成分是有害的。卷烟中烟焦油的含量非常小，但是它对人体的危害却是整支香烟中最大的！长期吸烟使得烟焦油在呼吸道日积月累，对呼吸道产生越来越大的毒害作用。而烟焦油的生成并不是一定的，它与单位时间内吸过滤嘴的次数成正比。也就是说，同一时间内，吸得越频繁，烟焦油的产生量就越多。例如每分钟吸三口烟产生的烟焦油量要比每分钟吸一口烟多出近一倍。烟焦油中既含有0.2%的致癌物质，还有0.4%的促癌物质，因此，它对于呼吸道恶性肿瘤的发生具有不可推卸的责任。单从烟焦油的危害来看，每日吸30支烟就相当于每年进行300次X线胸部透视所释放的总射线量对人体产生的伤害。

既然烟草的危害如此之大，为什么还有那么多的吸烟者呢？有研究在对大量吸烟者进行调查后发现，有90%的人知道吸烟有害健康，而60%的人表示有意愿控制吸烟数量，近50%的人在未来一年内有戒烟的计划。可是为什么很少有人真正做到呢？这是因为，吸烟者已经对香烟中的尼古丁"上了瘾"。简单来说，香烟之所以难戒的关键就在于吸烟者很难克服自身对于尼古丁的依赖性。很少有人知道，这种依赖其实本身就是一种疾病。世界卫生组织在1997年就已经将尼古丁依赖列入到了国际疾病分类中。这种疾病单靠毅力是很难戒除的。因此，香烟的成功戒断率仅仅只有3%，并且极易复吸，戒烟者不但要克服戒烟带来的身体不适，更要克服心理依赖。与其说尼古丁依赖是生理疾病，还不如说它更倾向于是一种心理疾病。

慢阻肺在什么季节容易发作?

同很多疾病一样，慢阻肺也有其易发季节。一般来讲，慢阻肺在冬春季节容易发作。

冬季当心慢阻肺

冬天慢阻肺高发的原因是多方面的。

其一是因为冬季寒冷，人体在感寒状态下，机体抵抗力下降，呼吸道防卫能力减弱，使得病原微生物有机可乘，侵犯机体，导致呼吸道感染，引发慢阻肺的发生或者急性加重。慢阻肺患者在冬天寒冷季节要特别注意保暖，避免着凉感冒；

其二，冬季灰霾天气较多。一般来说，当能见度小于 10 公里就属于灰霾天气，5～8 公里属于中度灰霾，3～5 公里属重度灰霾天气，小于 3 公里则是严重灰霾天气。“霾”主要由平均直径只有 0.31 微米的细粒子大气气溶胶组成，这些气溶胶大部分可被人体吸入，并在肺部和气道沉积，引发慢阻肺。在灰霾天气里，慢阻肺病患者最好减少户外运动，特别是雾大的早晨不宜外出，因为这时空气中的有害物质较多，慢阻肺患者可能会因为吸入这些有害物质而诱发慢阻肺急性加重，导致呼吸困难甚至危及生命；

其三，由于“温室效应”的影响，暖冬现象逐渐引发了人们的关注。由于暖冬气温比正常冬季气温高，这就使各种病菌、病毒繁殖活跃，容易发生流感、咽喉炎等，从而使慢阻肺患者病情发作或加重。

其四，由于冬季烧煤、烧炭取暖增多，且开窗通风较少，因此室内空气质量较差，这也是慢阻肺发生及加重的危险因素。

春季为什么易发慢阻肺

除冬季之外，慢阻肺也好发于春季。与冬季一样，人体在春季也易发呼吸道感染，尤其是病毒感染，此外，春季发病还和过敏因素有关。

我国过敏性疾病患者占总人口数的1/3。由过敏引发的疾病多种多样，如过敏性皮炎、过敏性紫癜、过敏性鼻炎和过敏性哮喘等。我国也是全世界过敏性疾病死亡率最高的国家。其中过敏性鼻炎和过敏性哮喘的发病率占所有过敏性疾病的35％，而这两者与慢阻肺的发生具有非常密切的关系。对于这两种疾病大家应该并不陌生。

过敏性疾病的临床主要表现为喷嚏、鼻痒、鼻涕和鼻塞这四大症状。一般来说，喷嚏多发生在早晨起床以及晚上入睡时，或者每逢季节变换而加重。大多数患者喷嚏呈突然发作，并且是连续性的，可以一次打5、6个到几十个不等。另外，多数患者在喷嚏后都会流大量像清水一样的鼻涕。并且该病具有较为明确的家族遗传史。过敏原一般是花粉、尘螨、动植物毛屑、灰尘、寒冷空气等。

过敏性哮喘主要症状是喘促、气急、呼吸困难，严重时可以由于支气管阻塞而导致窒息死亡。这种病往往具有较为明显的发病征兆，发病前患者可以出现打喷嚏、流鼻涕、咳嗽、胸闷或者鼻痒等症状。过敏性哮喘的过敏原和过敏性鼻炎类似，此外还与反复的呼吸道感染等因素相关。

这两种疾病之间存在着密切关系，超过50％的过敏性鼻炎患者同时患有过敏性哮喘，而过敏性哮喘的主要原因就是由过敏性鼻炎造成的鼻腔通道长期堵塞，破坏鼻腔防御功能，使气道抵抗力降低而发展来的。

由于春季气候转暖，是细菌等病原微生物繁殖的绝好机会，同时许多植物开始散落花粉，因此，春季是过敏性鼻炎和过敏性哮喘的高发季节。这两种疾病如果不能及时治愈的话，可能会发展成慢阻肺。

慢阻肺和性别之间有关系吗？

从目前的调查结果来看，男性慢阻肺患病率明显高于女性。某项研究调查了我国 7 个地区 40 岁以上人群，发现慢阻肺总患病率为 8.2%，而男性患病率为 12.4%，女性患病率为 5.1%。这项研究同时又对这些慢阻肺患者进行了调查，结果发现其中他们当中有 61.4%的吸烟者，其中男性占了 81.1%，而女性只占 24%。男性慢阻肺患病率较高的原因其实与男性吸烟率高有很大的关系。目前我国男性吸烟率为 66.9%，女性只有 3.2%。但是随着时代的发展，女性的生活方式与男性越来越接近，其中一个表现就是女性吸烟人数的迅速增加，例如：杭州女性的吸烟率已经从原来的 2%猛增到了现在的 7%。而且有研究表明，女性对于烟草更加敏感，也就是说相同量的烟草给女性带来的危害普遍来讲要大于男性，吸烟的女性比吸烟的男性更容易患慢阻肺。发生慢阻肺后症状也比男性更加严重，此外，女性有更多的机会暴露在烹调、取暖时由煤以及生物燃料等释放的粉尘、烟雾污染的环境下，因此，近几年男性与女性之间慢阻肺患病率的差异正在逐渐减小。除此之外，女性慢阻肺的漏诊率也较男性更高。比如很多自己不吸烟，但是却长期接触“二手烟”的女性，一般不容易将症状与慢阻肺联系起来。

慢阻肺和社会经济地位有关系吗？

一般来说，社会经济地位、受教育程度较高的人慢阻肺的患病率相对较低。其中的原因是多方面的。

与社会经济地位较低的人群相比，社会经济地位较高的人群，通常其居住、工作环境较好，接触危险因素的机会相对来说就比较小。

社会经济地位、受教育程度较高的人普遍来讲，具有较强的卫生保健意识，并且享有较为完善的医疗保障条件。

营养水平的差异也是社会经济地位影响慢阻肺发病率的一个重要因素。体重指数是目前国际上常用的衡量人体胖瘦程度、营养水平以及是否健康的一个标准。它（BMI）与慢阻肺的发生有着较为密切的联系。体重指数的计算公式为：体重指数（BMI）＝体重（kg）/〔身高（m）〕^{2}。我国人群男性和女性的BMI正常值分别是20～25以及19～24。很多研究都表明，吸烟者的BMI普遍低于不吸烟者，而慢阻肺患者BMI的平均水平明显低于正常人。可以说BMI值越低，发生慢阻肺的概率就越大，且发病后病情程度也就越严重。总体来看，经济条件较好的人群，其营养状况相对经济条件较差的人群来讲，较为良好，平均BMI值也较高。

慢阻肺对我们的身体有什么危害？

患上慢阻肺后，会出现咳嗽、咳痰、呼吸困难等，还可能合并气胸，严重时甚至导致呼吸衰竭。它虽然归于呼吸系统疾病，但是也会对身体多脏器、多系统造成损伤，使患者的生活质量大大降低，严重损害患者的生命健康。

心血管系统损害

心血管系统疾病是慢阻肺患者最常见的死因。心脏是肺的邻居，在功能上二者也密不可分。心脏将血液射入肺部，在肺内进行“血液净化”后再进入心脏，最后被心脏泵到全身各个部位。但是慢阻肺患者肺血管被大量破坏，流经肺的血液也就相应减少，心脏往肺射血时的阻力也会大大增加。这样，心脏为了能够将充足的血液射入到肺内，就必须“更加用力”，这时的心脏就处于“过度劳累”状态。久而久之心脏就负荷不了如此大的劳动强度，就会因“过度疲劳”而“生病”了。这种心脏病是由于肺的病变导致的，也就是我们通常所说的慢性肺源性心脏病，简称“肺心病”。此外，慢阻肺患者也常常会出现动脉粥样硬化的病变，同时由于通过肺的血液减少，导致肺泡与血液之间的气体交换功能随之降低，血液中携带的新鲜氧气的含量也相应减少，这样慢阻肺病人的心脏就会长期处于缺氧状态，出现心律不齐、心肌缺血等症状。

全身疲乏无力

我们身体运动所需要的能量离不开氧气的供给，而慢阻肺病人肺通气、换气功能大大降低，有效的气体交换减少，使得血液中含氧量降低，因此，慢阻肺患者全身组织长期处于缺氧状态。肌肉、骨骼等组织供氧不足，活动强度降低。另外当人体感到呼吸困难时，机体各组织器官又必须加倍努力地“工作”，比如加快呼吸频率、加强呼吸深度等，在一定程度上增加气体的吸入，以弥补缺氧所带来的不足。但是，加倍“工作”所引起的后果就是，肌肉、骨骼等组织的耗氧量大大增加。这样便形成了一种恶性循环。因此，慢阻肺患者常常会感觉疲劳乏力，劳动强度降低。其实肌肉、骨骼等组织就像我们人一样，必须经常活动才能越来越强壮，但是有很多慢阻肺患者为了避免喘息、气促等症状的发作，会刻意减少体力活动，有些严重者甚至一动就喘，以至于完全丧失了活动能力，这样就使得这些患者的肌肉、骨骼长期“闲置”，得不到有效的锻炼，长此以往，必定会导致肌肉萎缩，更加无法活动了。

骨质疏松

骨骼是越练越强韧的，但是很多慢阻肺患者由于缺少体力活动，从而导致骨骼长期废用，得不到很好的锻炼；再加之感染、长期吸烟、食欲降低、营养不良以及长期进行激素治疗等因素，使得骨质疏松在慢阻肺患者中较为多见。

胃溃疡

慢阻肺是一种长期消耗性疾病，大多数患者都会出现体重下降、食欲减退的现象。有尸检报告显示，大约有18%～30%的慢阻肺患者合并有胃溃疡。但是导致这种现象的具体原因目前还不是十分明确。中医学有“肺病及脾”的认识，在治疗肺系疾病的同时也会适当加入健脾养胃的药物，以帮助患者扶助正气。

睡眠呼吸障碍

睡眠呼吸障碍是指患者在睡眠状态下出现的呼吸频率、呼吸深度等异常的现象，其中最常见的就是睡眠呼吸暂停综合征。夜间睡眠时，呼吸持续停止超过10秒，就可以被认为是睡眠呼吸暂停综合征。此时，由于呼吸停止，气体交换中断，人体血液中的氧气含量减少，机体就会处于缺氧状态。如果这种现象频繁发生，每小时出现5次以上，或者在7小时的睡眠过程中出现30次以上，那么久而久之就会造成严重后果，诱发冠心病、高血压、肺心病、甚至猝死等。我们正常人在睡眠时，由于机体处于“休眠”状态，组织代谢降低，需氧量就相应减少，因此呼吸次数会有所降低，肺通气减少；但是对于慢阻肺患者来说，原本的肺通气功能就比正常人差，在睡眠时由于呼吸频率的降低，就导致肺通气减少的幅度更加明显。尤其是当患者在清醒状态下，血液中的氧气含量原本就不足时，他在睡眠过程当中，血氧含量会进一步下降，这是非常危险的。

精神抑郁、焦虑

慢阻肺是一种慢性疾病，过程通常迁延数十年，患者往往长期承担着疾病所造成的痛苦，不能进行正常的工作和生活，且经济负担巨大；加之肺内的一些细胞因子对情绪有着重要的影响，这样一来，由于多方面因素的影响就会导致慢阻肺患者长期处于精神抑郁、焦虑状态。而抑郁和焦虑等不良情绪往往也会给疾病的治疗带来负面影响，从而形成恶性循环。

哪些人更容易患慢阻肺?

某些具有一定特点的人群，他们患某种疾病的概率要比其他人更高，这些人就叫做患这种疾病的高危人群。那慢阻肺的高危人群如下：

1. 吸烟者或者长期接触“二手烟”污染的人群；

2. 40岁以上中老年；

3. 长期从事接触粉尘、有毒有害化学气体、重金属颗粒等的工作的人，比如煤矿工、纺织棉纱工、谷物种植者、金属冶炼工、教师、环保清洁员、化工制造者、厨师、工地建筑工等；

4. 空气污染严重的地区的居民，尤其是二氧化硫等有害气体污染的地区；

5. 患有某些特定疾病，如支气管哮喘、过敏性鼻炎等的人群；

6. 在婴幼儿时期得过下呼吸道感染的人群；

7. 维生素A缺乏或者胎儿时期肺发育不良者；

8. 直系亲属中有慢阻肺患者的人；

9. 居住在气候寒冷、潮湿地区以及使用燃煤、木柴取暖的人群；

10. 营养状况较差，体重指数较低的人群；

具有以上这些特点的人群均属于慢阻肺的高危人群。如果您也符合以上某些条件，那么就请注意，尽量避开这些危险因素因素或者及早着手进行防治，做到未病先防。

为什么吸烟者更容易患呼吸道感染？

吸烟使中性粒细胞在肺部的大量聚集活化，产生大量的弹性蛋白酶，最终使蛋白酶-抗蛋白酶失衡，引起肺组织的破坏，这是吸烟引起慢阻肺的一个主要原因。正常非吸烟者巨噬细胞本身可释放出较高浓度的弹性蛋白酶，但吸烟者的肺泡巨噬细胞产生弹性蛋白酶比正常非吸烟者增加6倍，且酶活性单核/巨噬细胞数也比非吸烟者显著增高；吸烟者的肺泡巨噬细胞在体外培养的条件下也证实释放较高浓度的弹性蛋白酶，巨噬细胞产生的弹性蛋白酶对肺气肿发生有一定的作用。吸烟者中性粒细胞产生弹性蛋白酶的量比巨噬细胞更多，且中性粒细胞在死亡后也释放一定量的弹性蛋白酶。可见，吸烟引起的中性粒细胞在肺泡腔的聚集、活化在肺气肿的发生中起着更重要的作用。研究证明，长期吸烟可导致炎症细胞在肺部的大量募集。烟草含有100种以上的化学物质，大多数具有毒性，如丙烯醛、自由基和尼古丁等。烟草中化学物质可刺激机体，引起炎症细胞浸润，继而炎症细胞释放蛋白酶和弹性酶，这些酶又可削弱抗蛋白酶对肺的保护作用。烟草中的氧化物刺激肺泡巨噬细胞，使巨噬细胞释放前炎性介质及细胞因子，这些炎症介质对其他的细胞有趋化作用，从而使气道炎症细胞明显增多，并募集到气道内。另外，香烟中含有较高浓度的自由基，造成体内氧化剂增多以及抗氧化活性降低，损害肺组织的DNA、蛋白质和脂类等。吸烟可以损害支气管黏膜表面的纤毛细胞及纤毛功能，是已黏附在气道的病源微生物不能有效清除，无论吸哪一种烟，其产生的烟雾都会引起支气管和肺脏的慢性炎症，最终导致支气管的阻塞和肺结构的破坏，

为什么吸烟会上瘾?

吸烟会上瘾，直到身体出现了问题，才会戒烟，尽管有些凭藉毅力而戒烟成功的幸运者，为数约在7%左右，而曾经想戒烟的人却高达约70%。吸烟会上瘾主要是因为尼古丁的诱惑，因为只是0.5毫克的尼古丁，就会使人上瘾，而一支烟的尼古丁平均超过0.5毫克。尼古丁进入体内会刺激脑部下视丘神经产生振奋的感觉，俗称“爽”的感觉，因为长期的刺激与振奋的情况下，如停止吸入尼古丁，就会感到精神不振、萎靡无力、全身软弱，甚至打哈欠、流眼泪。因此，需要更多的尼古丁来刺激，才能过瘾，更多的尼古丁就需要吸更多烟。

为什么戒烟要尽早?

在慢阻肺众多的病因中，吸烟是主要的原因之一。与非吸烟者相比，吸烟者的呼吸道症状和肺功能异常的发生率高，每年FEV1下降速度快，且已患慢阻肺的患者死亡率高。吸烟总数与发生慢阻肺的风险以及慢阻肺的严重程度之间有一个明确的量-效关系。调查显示吸烟者慢阻肺的患病率显著高于不吸烟者。

大多数的吸烟者在戒烟5年后，其发生吸烟相关性疾病的危险性相当于终生不吸烟者。戒烟后能迅速改善呼吸道症状和慢阻肺的死亡率。研究表明，假如仅有小气道功能改变，戒烟后由吸烟引起的气道阻力的增加有逆转的可能，使受损的肺功能得到改善。戒烟初期，慢阻肺的主要症状如咳嗽、咳痰即可明显减轻或缓解。长期戒烟，肺功能损害的速度可减缓。因此，戒烟对慢阻肺的发生、治疗和康复具有重要意义。研究表明，戒烟是降低发生慢阻肺的危险和阻止疾病进展的独立的、最有效的、成本—效益最好的干预措施。

什么是有害气体？

有害气体是指在一般或一定条件下有损人体健康，或危害作业安全的气体。包括有毒气体、可燃性气体和窒息性气体。空气中常见的有害气体有一氧化碳、二氧化氮、二氧化硫、一氧化氮、甲醛、氨气、氯气、氰化氢等。

有害气体与慢阻肺有关系吗？

1. 硫氧化物主要来源是燃烧含硫的煤和石油而产生的气体。在冶炼厂、硫酸厂等生产过程中，可排放大量的硫氧化物气体。二氧化硫是无色具有恶臭的刺激性气体，当吸入浓度为 $5mg/m^3$ 时，鼻腔和呼吸道黏膜都会出现刺激感，发生呼吸不畅；当二氧化硫浓度达 $30mg/m^3$ 时，可使呼吸道深部发生炎症、咳嗽，甚至引起肺水肿等。

2. 二氧化氮是棕红色气体，对呼吸器官有强烈刺激，能引起急性哮喘病。研究表明，二氧化氮会迅速破坏肺细胞，可能是肺气肿和肺瘤的病因之一。

3. 甲醛污染。甲醛来源于大量使用粘合剂的地方，会有甲醛释放。如各种人造板材（刨花板、纤维板、胶合板等），新式家具，墙面、地面的装饰铺设，都要使用粘合剂。某些化纤地毯、油漆涂料也含有一定量的甲醛。据统计，装修污染物的释放长达 3～15 年。正常的开门开窗式的放味，实际上是不能去除因装修所产生的有害气体及异味的。甲醛有一股难忍的刺激性异味。对呼吸道黏膜、口咽黏膜及眼有刺激，可引起头痛、咳嗽、流泪，长时间接触可以引起恶心、呕吐，长期慢性刺激可出现精神不安定、注意力不集中、记忆力减退甚至引起肿瘤。

4. 氨。氨主要来源于写字楼和家庭室内空气中的氨，主要来自建筑施工中使用的混凝土外加剂和室内装饰材料。氨有一股臭味，直接接触可引起失明、皮肤损伤，在密闭场所会引起喉、气管痉挛，呼吸停止；低浓度时，可引起黏膜刺激感、头痛、恶心及呕吐等。

什么是工业废气？

工业废气指企业厂区内燃料燃烧和生产工艺过程中产生的各种排入空气的含有污染物气体的总称。这些废气有二氧化碳、二硫化碳、硫化氢、氟化物、氮氧化物、氯、氯化氢、一氧化碳、硫酸（雾）、铅、汞、铍化物、烟尘及生产性粉尘，排入大气，会污染空气。

工业废气与慢阻肺有关系吗？

工业废气通过呼吸道进入人的体内，有的直接产生危害，有的还有蓄积作用，会更加严重的危害人的健康。大气污染物对人体的危害是多方面的，主要表现是呼吸道疾病与生理机能障碍，以及眼鼻等黏膜组织受到刺激而患病。化学气体如氯、氧化氮、二氧化硫等，对支气管黏膜有刺激和细胞毒性作用。空气中的烟尘或二氧化硫明显增加时，慢阻肺急性发作的频率明显增多。其他粉尘如二氧化硅、煤尘、棉尘等也刺激支气管黏膜，使气道清除功能受损害，为细菌入侵创造条件。工业废气增加了空气中的悬浮颗粒物，往往导致形成秋冬季节常见的辐射雾。由于现代社会人口密度增加和工业废气污染的加重，更增加了大雾的发生。大雾对人体健康危害有很大隐蔽性。起雾时气压低，污染物与空气中水汽相结合，变得不易扩散和沉降。雾天水汽较多尘埃不易挥发，含氧量较低，空气中的有害颗粒物增多。人的呼吸如果加深、加速后，自然就会将更多有害的物质吸入体内。这些可吸入性颗粒物进入人体呼吸道后会刺激黏膜，进而损伤肺部，导致人体呼吸系统疾病，极容易诱发或者加重各种疾病。在重污染的工业区，呼吸道疾病明显增加。在北京进行的两个居住区人群流行病学调查，收集二氧化硫和 TSP 与人群慢阻肺的资料，发现二氧化硫和 TSP 的浓度高与慢阻肺的患病率增高有关。

什么是室内污染？

室内空气污染主要分为以下几种类型：燃料燃烧生成物、烹调油烟；人体体味；吸烟产生的烟雾；家具、建材释放的有毒化学物质；家用电器、办公用品、日用品等产生的有害物质；细菌及病毒等。而且空调所引起的污染也值得我们重视。

室内污染与慢阻肺有关系吗？

家用煤气、液化石油气和天然气等燃烧时会排出一氧化碳、二氧化碳、二氧化硫和醛类、苯并芘以及烟灰微细尘粒等有毒气体和颗粒。食用油在高温下会发生裂解产生醛类、酮类烃、脂肪酸、芳香化合物和杂环化合物等。食用油在高温下生成的丙烯醛，会使人咽喉干燥，眼睛发涩，鼻痒和分泌物增多；而产生的二烯类凝聚物，可导致慢性呼吸道炎症。此外，由于现代建筑物普遍采用密封式结构，因此使用装饰材料不当造成室内空气污染而引发疾病的现象相当严重。室内空气微生物的主要来源是人们在室内的生活和活动。细菌、真菌和螨虫等可在地毯、家具、窗帘、卧具和角落中快速繁殖，引起过敏性肺炎等呼吸道疾病。生物燃料与慢阻肺发病中也有一定的相关性。

什么是悬浮颗粒物?

英文 total suspended particulate 的缩写 SP，称为悬浮颗粒物，即总悬浮微粒，又称总悬浮颗粒物。指悬浮在空气中的空气动力学当量直径$\leqslant 100\mu m$ 的颗粒物。同类的其他简称常见的有 TSP、PM10、PM2.5 等，它们都是指粉尘微粒。它主要来源于燃料燃烧时产生的烟尘、生产加工过程中产生的粉尘、建筑和交通扬尘、风沙扬尘以及气态污染物经过复杂物理化学反应在空气中生成的相应的盐类颗粒。

悬浮颗粒物是如何损伤肺和气道的?

总悬浮颗粒物是大气质量评价中的一个通用的重要染指标。对人体危害最大的是 $10\mu m$ 以下的浮游状颗粒物，称为飘尘（后改称为可吸入颗粒物）。PM2.5 是指大气中直径小于或等于 2.5 微米的颗粒物，也称为可入肺颗粒物。

研究表明，慢性呼吸道炎症、肺气肿、肺癌的发病与空气颗粒物的污染程度明显相关，当长年接触颗粒物浓度高于 $0.2mg/m^3$ 的空气时，其呼吸系统病症增加。美国心脏协会估计，仅在美国，被 PM2.5 颗粒污染的空气就导致每年约 6 万人死亡。

什么是慢性支气管炎?

慢性支气管炎是气管、支气管黏膜及其周围组织的慢性非特异性炎症。临床上以咳嗽、咳痰为主要症状，每年发病持续3个月，连续2年或2年以上。排除具有咳嗽、咳痰、喘息症状的其他疾病（如肺结核、肺尘埃沉着症、肺脓肿、心脏病、心功能不全、支气管扩张、支气管哮喘、慢性鼻咽炎、食管反流综合征等疾患）。

什么是肺气肿和肺大疱?

肺气肿是一种病理学的定义，它是指支气管远端、终末端支气管及肺泡的永久性异常扩大，伴支气管的破坏，而无明显纤维化。肺大疱是一些局部过度膨胀的、直径大于1厘米的气肿疱。

慢阻肺与慢性支气管炎及肺气肿有什么关系?

慢性支气管炎是一种黏液高分泌的疾病。与黏膜下腺体的增生肥大和数量增加、黏膜中的杯状细胞增生有关。慢性支气管炎是指在除慢性咳嗽的其他原因后，患者每年咳嗽、咳痰3个月以上，并连续2年者，它是一个临床诊断。流行病学的研究显示 FEV_1 的下降率、疾病的致死率与慢性支气管炎的症状之间无平行关系。慢性支气管炎频繁的急性发作可加速其发展为慢阻肺的进程。肺气肿是一种病理学的定义，它是指支气管远端、终末端支气管及肺泡的永久性异常扩大，伴支气管的破坏，而无明显纤维化。肺大疱是一些局部过度膨胀的、直径大于 1cm 的气肿疱。当慢性支气管炎和肺气肿患者肺功能检查出气流受限，并且不能完全可逆时，则可诊断为慢阻肺。如患者只有慢性支气管炎和（或）肺气肿，而无气流受限，则不能诊断为慢阻肺，可以将具有咳嗽、咳痰症状的慢性支气管炎视为慢阻肺的高危期。具有各自独特的临床和病理学特征，是慢阻肺的一种类型。慢性支气管炎与哮喘可能合并存在，如果哮喘持续存在且治疗不及时，最终会引起不可逆的气流受限。

慢阻肺与哮喘有什么关系？

支气管哮喘（简称哮喘）是由多种细胞（如嗜酸性粒细胞、肥大细胞、T 淋巴细胞、中性粒细胞、气道上皮细胞等）和细胞组分参与的气道慢性炎症性疾病。哮喘的特征是气道炎症，表现为多种刺激的气道高反应性和气流阻塞，这种阻塞可自行扭转或治疗后缓解。有不完全可逆性特征的哮喘病人被认为是一种形式的慢阻肺（称作哮喘性支气管炎，在美国被称作哮喘性慢阻肺），因为他们常不能与具有气道高反应性和可逆性气流阻塞的慢性支气管炎和肺气肿病人相鉴别。具有完全可逆性气流阻塞而无慢性支气管炎或肺气肿特征的哮喘不属于慢阻肺。

反复呼吸道感染可以发展为慢阻肺吗？

呼吸道感染是慢阻肺急性加重发作的主要诱发因素。反复呼吸道感染可加速肺功能的下降，加速慢阻肺进程。肺炎链球菌和流感嗜血杆菌可能为慢阻肺急性发作的主要病原菌。病毒也对慢阻肺的发生和发展起着重要作用，肺炎衣原体和肺炎支原体与慢阻肺发病的直接关系有待进一步阐明。呼吸道病毒感染发生率很高，有些病毒侵入人体后，可侵犯重要器官。急性或隐性病毒感染后，病毒便潜伏在组织内，形成潜在性感染，无临床症状。在某些条件刺激下，病毒科再度增生而出现急性发作。病毒感染可活化炎性细胞，使炎性细胞趋化侵入气道，使支气管炎症和肺泡壁结缔组织增生，气道狭窄。病毒感染还可使黏膜下毛细血管通透性增加，使该区域水肿，组织水肿导致支气管上皮通透性增加，炎症介质进入呼吸道，呼吸道阻力增加。病毒感染后形成慢性病毒感染，经过很长的潜伏期，以后出现慢性进行性疾病。

慢阻肺与遗传有关系吗？

目前认为，遗传因素在慢阻肺的发生中起着重要作用。支气管哮喘和气道高反应性是慢阻肺的危险因素，气道高反应性可能与机体某些基因和环境因素有关。有研究表明，在有慢阻肺先症者的家族中，发生慢阻肺的可能性增加。慢阻肺发病具有典型的多基因遗传特点和家族聚集倾向，患者各级家属的发病率高于群体发病率。亲代中患有慢阻肺是其子女患慢阻肺（FEV_1 降低和 FEV_1% 〈70%预计值〉的独立危险因素。研究显示，在呼吸病家族史的人群慢阻肺患病率较无呼吸病家族史的人群高；父母和兄弟姐妹中有两个以上患呼吸病的人群，比只有一个患有呼吸病的人群患的危险性高；提示慢阻肺有家族聚集性，这种聚集性可能与遗传易感性效应有关。已知的遗传因素为 α_1-抗胰蛋白酶缺乏，除 α_1-抗胰蛋白酶的 ZZ 纯合子引起的 α_1-抗胰蛋白酶缺乏是迄今为止唯一确定的慢阻肺遗传易感因素外，还有证据表明，异型生物质代谢、抗氧化、抗炎症反应等各种因素的基因也与慢阻肺有某种程度的联系，多个基因的多个多态性结合，共同决定个体对吸烟和其他环境因素导致慢阻肺的易感性。有研究证明存在大量候选基因的个体，发生的危险增加，包括 α_1-抗胰蛋白酶基因、分泌性白细胞蛋白酶抑制物基因、TNF-α 基因等。α_1-抗胰蛋白酶是血清中及肺中的主要蛋白酶抑制剂。可使组织免于受激活的中性粒细胞释放的多种酶的消化，包括中性粒细胞弹性蛋白酶。

肺发育不良与慢阻肺有关系吗？

在胎儿期、新生儿期、婴儿期或儿童期由各种原因导致肺脏发育或生长不良的个体在成年后更容易罹患慢阻肺。儿童期肺部疾病如慢性新生儿肺炎、支气管肺发育不良、病毒性毛细支气管炎和哮喘也是成人慢阻肺的危险因素。有研究报道，自诉儿童期患过肺疾病的成人，其气管截面的气流量较低，肺功能随年龄和吸烟增加而下降较快，更易发生于慢阻肺有关的呼吸系统症状，如咳嗽、咳痰和气喘等。

为什么营养不良可以增加慢阻肺的发生率？

据调查，约 30%～50%的中重度慢阻肺患者有营养不良，即使是轻度慢阻肺患者，营养不良的发生率也在 10%左右。营养不良的最常见表现为体重降低和骨骼肌功能障碍。体重指数、上肢测量、肺功能、运动耐量、饮食摄入、生活质量明显降低和病死率增加。严重患者出现恶病质，消耗包括皮下脂肪、白蛋白、内脏储备脂肪等。

呼吸肌结构的改变：主要表现为膈肌重量减轻。实验发现，当患者体重降低至理想体重的 70%时，膈肌重量较正常减少40%。若慢阻肺患者能量供应不足，当脂肪作为饥饿时的能量来源消耗殆尽后，蛋白分解代谢会加速，包括膈肌和肋间肌。

呼吸肌功能的改变：由于机体对能量生物利用率的减少，从而改变了肌纤维的结构，最终导致肌肉功能减弱。

营养不良时，肺内卵磷脂的含量减少，加上蛋白质缺乏，使表面活性物质生成减少。表面活性物质缺乏易致肺泡萎陷，造成肺内气体分布不均。

免疫防御功能的改变：营养不良可损害机体的细胞免疫、体液免疫以及呼吸道局部的防御功能，使呼吸系统易受到病原微生物的侵袭而发生肺部感染，

营养不良容易引起肺水肿，患者血清白蛋白降低引起血浆胶体渗透压下降，易引起肺水肿。

什么是气道高反应？

气道高反应性是指当气道遇到物理或化学刺激物时发生缩窄的程度，这种刺激在正常人无反应或反应程度较轻，而在某些人却引起严重的气流收缩。气道高反应性是阻塞性通气障碍和呼吸衰竭的一个重要发病因素。

气道高反应性与慢阻肺有关系吗？

具有气道高反应性的吸烟患者是发展为慢阻肺的易感者。据报道，大约2/3的轻度或早期慢阻肺的患者存在气道高反应性。近年来的研究发现，20%～60%慢阻肺患者存在气道高反应性，并且随着病情的发展，慢阻肺气道高反应性越高，FEV_1下降越快。并且在气道高反应性者中，持续吸烟者比间

断吸烟者的肺功能下降速率更快。研究发现，伴气道高反应性的18.1%的参与者在每3年一次的调查中症状都有发展，气道高反应性增加与呼吸道症状的发展呈正相关。吸烟是慢阻肺的主要病因，吸烟和慢阻肺均可引起气道高反应性。慢阻肺所致气道高反应性主要与肺部病变有关：小气道由于慢性炎症时管壁细胞增生、黏膜水肿、管道狭窄，故收缩反应所致气道阻力增加更多；肺气肿者肺泡壁在细支气管上的附着点减少、胸膜腔内压增高，使小气道管腔缩小和变形，也增加有激动剂引起的气道阻力变化。支气管哮喘患者常有家族性，吸烟者和慢阻肺患者中只有一部分表现为气道高反应，有的却为气道低反应，这些均表明遗传因素在气道高反应性的发生中具有主要作用。

什么是气流阻塞？

慢性进行性不完全可逆性气流阻塞是慢阻肺的病理生理特征。呼气流速的降低与小气道纤维化和狭窄、肺泡弹性回缩力降低和维持小气道开放肺泡支持结构破坏有关。此属于不可逆阻塞。而慢阻肺也存在不同程度的可逆阻塞，如支气管内炎症细胞浸润、黏液和浆液的渗出、平滑肌痉挛等。慢阻肺肺脏由于慢性炎症、蛋白酶和活性氧等引起的弹性纤维组织的破坏，是肺脏的弹性回缩力减小和外周气道远端气腔扩张，肺容积增加，表现为肺气肿。慢阻肺气道的阻塞和肺组织弹性减退，导致用力快速呼吸过程中呼气流速受限，可引起最大通气量的显著下降。最大通气量是反映慢阻肺肺脏功能储备的可靠指标。慢阻肺患者最大中期呼气流速也是明显降低，正常人静息呼吸的呼气流速明显低于最大呼气流速，有较大的储备。而严重肺气肿的患者静息呼气的流速已接近最大呼气流速，为了提高流速，必须将流速容量环向左移位（高容量段），因为在较高肺容量下进行静息呼吸可使气道扩张，以降低气道阻力。但由此而使吸气肌纤维初长度减少，吸气肌力下降。横膈低平使曲率半径增大，膈肌收缩力也减弱。因而，最大呼气流速—容量曲线向容量轴凹陷，不同容量段最大呼气流速均减低，以接近残气位时流速降低最为明显。而最大呼气流速的降低往往不明显。

什么是过度充气？

肺容量增加反映肺过度充气，肺过度充气通常是指平静呼气末肺容积超过正常水平的功能残气量。依据其发生机制，可将肺过度充气分成静态过度充气和动态过度充气。

静态过度充气主要与慢阻肺肺脏弹性回缩力降低有关。慢阻肺肺脏由于慢性炎症、蛋白酶和活性氧等引起的弹性纤维组织的破坏，使肺脏的弹性回缩力减小和外周气道远端气腔扩张，结果肺脏的压力—容积（P-V）曲线左移，使得一定肺容积改变引起的弹性回缩力变化低于正常肺脏。肺弹性减退和P-V曲线的左移导致肺脏和胸廓弹性回缩力之间的平衡发生改变，在呼气末需要更大的肺容积以增加内向性回缩力来对抗胸廓的外向性扩张力，结果功能残气量或呼气末肺容积增加临床表现为肺气肿。静态肺过度充气主要见于慢阻肺后期以及 α_1-抗胰蛋白酶缺乏的患者中。

动态过度充气与静态过度充气相比，动态过度充气可发生在所有慢阻肺患者，是引起肺容量增加的最常见原因，也是慢阻肺病理生理的核心部分。动态过度充气由于患者气流受限和呼气所需时间延长等原因，在吸入潮气尚未完全排空之时下一次吸气已经开始，引起肺内动态气体潴留，此时的功能残气量或呼气末肺容积不再处于肺胸弹性回缩力方向相反数值相等的平衡点，而是处在因功能残气量增加产生的一个呼气末正压水平上。动态过度充气可以产生静态过度充气的基础之上，也可以独立发生。动态过度充气形成机制主要与呼气受限和呼气频率有关。慢阻肺由于支气管壁的炎症、黏液分泌增加与痰栓形成、支气管痉挛等，使气流阻力增加，加上肺实质的破坏，使支撑小气道的肺泡隔破坏，呼气过程中由于小气道失去有效的支撑而被压缩甚至闭塞，引起呼气受限。呼气受限使得呼出一定量气体所需时间延长。动态过度充气在慢阻肺急性加重期或运动后加剧，患者休息减慢呼吸频率后减轻。与正常人相比，慢阻肺患者增加通气的能力明显减退。动态过度充气具有可逆性，因而成为许多药物治疗慢阻肺的作用靶点。

什么是气流受限？

人的呼吸道与外界是相连的，一个成年人在休息状态下每天约吸入 1.2 万升的新鲜空气。吸烟和自然环境中的多种有害物质如：细菌、病毒、刺激性烟雾、粉尘、尘螨、大气污染、冷空气等可随呼吸运动进入人体，可以损害支气管、肺组织，从而产生炎症改变。那么，气流受限是如何发生的呢？原因是因为人体的气道对不同有害颗粒和有害气体刺激下引发的异常炎症反应。长期的慢性炎症刺激导致了支气管黏膜肥厚，纤体增生并产生较多的痰液，晚期支气管扭曲变形、官腔变细，痰液排出不畅，进一步阻塞管腔，最终形成气流受限，这就使得慢阻肺患者感到气促，呼吸困难。

精神心理因素是如何影响慢阻肺的？

据报道，慢阻肺患者中焦虑和抑郁的发生率比普通人高得多。许多患者也许尚未确诊或者只有轻微的症状。抑郁焦虑的发生可能是由于慢阻肺的慢性迁延，导致患者劳动力丧失，生活不能自理，社会活动受限，家庭负担增加，长期就医使经济拮据等处境。另外，由于慢阻肺患者的焦虑可增加机体的氧耗量，抑郁情绪则使患者机体免疫功能以及对医生治疗措施的配合性下降，所以，可加重患者的症状，如胸闷、呼吸困难症状的主观感受加重，而胸闷、呼吸困难反过来又影响情绪，从而形成恶性循环。

《素问·阴阳应象大论》指出“人有五脏化五气，以生喜怒悲忧恐”，说明情志活动是以五脏气血为物质基础的，人的情志活动与内脏气血阴阳的虚实有着密切关系，而外界的各种刺激通过作用于相应的脏腑，导致其气血阴阳的变化或失调，从而表现出不同的情志。以五志分属五脏，则肺在志为忧，故“肺主忧伤”，若以七情配属五脏，则悲、忧同属于肺。《类经·疾病类》“…忧动于心则肺应…”，可见悲忧情绪对肺脏的功能也会产生影响。“肺者，气之本”。肺司呼吸，清气由肺吸入，是人体气的重要来源之一，并通过肺气的升降出入，带动着全身气机的升降出入，肺对全身气机有重要的调节作用。由于肺主气，所以悲忧易于伤肺。异常的情志波动，可使病情加重或恶化，根据临床观察，若患者有较剧烈的情致波动，往往使病情加重或恶化。反之，在肺虚时，则人体对外来刺激的耐受性就会下降，从而易于产生悲忧的情绪变化。其实悲哀和忧伤虽属不良性情志刺激，但在一般情况下，并不都导致人体发病，只有突然、强烈或长期持久的情志刺激，超过了人体所能调节的范围，使人体气机紊乱，脏腑气血阴阳失调，成为致病因素，进一步导致脏腑功能的失调，使精神心理的异常并成为致病因素。

慢阻肺与饮食有关系吗？

饮食是人类赖以生存的基本物质条件之一，饮食不仅为人类提供了构成人体和维持人体生命基本生命活动的物质。《素问·生气通天论》总结道："是故谨和五味，骨正筋柔，气血以流，腠理以密，如是则骨气以精，谨道如法，长有天命。"饮食五味是保证机体脏腑器官进行正常功能活动的物质基础，人之精、气、血、津液皆来源于水谷之精微，饮食可调和阴阳，平衡脏腑，补益气血，调神畅志。而且饮食的合理与否还影响了脏腑的生理功能，直接或间接地导致了疾病的发生。

不良的饮食习惯导致营养不均衡，不仅损害肺功能，还会削弱机体免疫机制，使慢阻肺患者更容易出现呼吸道感染，引起急性加重。相反，慢阻肺患者由于呼吸时能量消耗增加、组织缺氧、反复感染、消化吸收功能障碍，也会导致营养不良。有资料表明，有1/4以上的稳定期慢阻肺患者体重低于理想体重，住院的慢阻肺患者中，有50%以上患者有营养不良。如此反复，形成恶性循环，使得病情逐渐加重，可见良好的饮食习惯对慢阻肺患者的重要性。

因此，营养不良的慢阻肺缓解期患者必须进行营养补充，调整饮食。即使无明显症状，也应提倡健康饮食。有报道发现，慢阻肺患者在平静状态下，其能量消耗较正常人高出20%～40%；若在体力活动状态下，其能量消耗还会进一步增加。因此，合理调配好膳食，保证营养就显得尤为重要。慢阻肺患者应该在做到膳食平衡的基础上要适当增加蛋白质、碳水化合物、维生素A、维生素B、维生素C、维生素E和锌、铁、钙等营养素的摄入，以保证身体的需求。多吃水果、蔬菜，补充富含蛋白质的食物，如鱼、鸡蛋、牛奶等。

对于轻、中度缓解期慢阻肺患者来说，一般可通过膳食补充增加营养。而无法正常饮食的重度营养不良患者，可选用经胃管或静脉给予高营养物质。对食欲不好、消化吸收差的病人，必要时可静脉输入脂肪乳、多种氨基酸等，有助于改善机体营养状况，提高机体的免疫力，促进康复。

不吃辛辣等刺激性食物。因为辛辣食品均可使气管、支气管扩张，使呼吸道黏膜充血、水肿及黏液等分泌物增多，甚至导致气管及支气管平滑肌痉挛，轻则使咳嗽增加，痰量增多；严重者往往造成呼吸道通气障碍而出现气喘、呼吸困难、紫绀等，使病情加重。糖类及含糖较高的食品，因其在代谢过程过易产生较多的二氧化碳，增加肺部的排气负担，减少氧的有效利用，故也应该减少食用。此外，痰饮较多的虚寒性患者，也不宜食用生冷瓜果之品，如西瓜、苦瓜等；痰热型患者不宜食用煎、炸、炙食品。生枣、石榴食之令人气壅生胀均不宜食用。

慢阻肺与运动有关系吗？

运动是生命的动力，运动可以带来很多益处。但是慢阻肺病人运动时常会加重呼吸困难，所以，许多病人认为自己不适宜做运动，也有很多慢阻肺患者因为害怕自己会喘不过气，而不运动。这是不正确的。

慢阻肺患者在疾病的初期，肌肉具有正常的收缩功能，跟正常人并没有太大的差别，但是，由于气促而减少了运动，有的患者甚至连续几年不运动，引起全身，特别是肌肉的功能状态低下。肌肉功能低下的患者将需要大量的氧气和能量，所以很快就觉得疲劳，其结果将进一步增加对呼吸器官的负担，呼吸困难也就更重了。呼吸困难限制了患者的活动，活动减少使得身体的适应能力下降，病情加重使活动进一步受限，导致恶性循环。以上状态长期持续存在容易引起低氧血症、红细胞增多症、肺心病和心力衰竭等并发症，影响病人的生活质量。

慢阻肺病人是可以运动的，而且慢阻肺病人做适当的运动有利于改善呼吸循环功能，促进血液循环，改善心脏和肺脏的功能，缩短恢复所需要的时间，控制慢阻肺。但是中医也讲劳则气耗，关于运动量多大、多少合适，目前缺乏这方面的循证医学研究，只是简单提了不建议过量运动，何谓过量，大致是使自己感到特别疲乏的运动就叫过量，适当的运动还是主张坚持的。并且，应该注意在饭后一小时或半小时后进行运动，运动前不宜饮水，在寒冷、炎热、潮湿气候状态下不宜运动。

慢阻肺患者容易反复感冒吗?

中医认为，正气虚损、痰瘀互阻、本虚标实为慢阻肺的主要病机特点。也就是说正气虚损是慢阻肺的主要病机之一。《灵枢·本藏》:“卫气者，所以温分肉、充皮肤、肥腠理、司开合者也”，“卫气充则分肉解利，皮肤调柔，腠理致密矣”，即指皮肤的屏障防卫机能。正气虚则卫气不足，机体皮肤腠理稀疏，人易感寒而发为感冒。可见感冒也是由于正气虚损、卫气不足而致。加上慢阻肺患者本身正气虚损，抵抗力不足，对外界自然条件的变化无法适应，很容易反复发作感冒。《诸病源候论·咳逆短气候》说:“肺虚为微寒所伤则咳嗽，嗽则气还于肺间则肺胀，肺胀则气逆，而肺本虚，气为不足，复为邪所乘，壅痞不能宣畅，故咳逆、短气也”。说明肺胀的形成，不仅与肺气虚有关，而且也与六淫之邪反复入侵有关。肺为娇脏，外邪无论从口鼻，还是从皮毛入侵，都易袭肺，而致慢阻肺病情加重。西医学认为，慢阻肺急性加重期多与感染因素有关。总结来说，慢阻肺患者正气不足，容易感冒，而感冒有人容易引起慢阻肺的急性加重，使得病情恶化。

慢阻肺容易反复肺部感染吗？

慢阻肺患者肺功能减弱，常合并多器官功能减弱，主动咳嗽排痰能力极差，易导致肺部反复感染，一旦感染后由于患者机体免疫力低下，往往导致感染的进一步加重，药物难以选择，临床上常难以控制，最终引起急性发作。慢阻肺患者频繁急性加重可加速肺功能的减退，而肺功能减退又使患者易于发生肺部感染，形成恶性循环。因此细致地观察病情和早期积极地预防是避免感染的重要措施，打断感染—肺功能恶化—再感染的恶性循环，改善患者的生活质量。

慢阻肺继发肺部感染主要与以下因素有关：

1. 自身因素：慢阻肺患者多为中老年，免疫力及抵抗力均低下容易导致反复的肺部感染。

2. 糖皮质激素的不合理应用：慢阻肺的病人许多需要长期使用激素，导致患者免疫力下降或免疫功能紊乱，继发肺部感染。

3. 合并症的出现：尤其是肺心病、肺性脑病、慢性呼吸衰竭及应激性溃疡等，均会增加肺部感染的机会。

4. 广谱抗生素的广泛应用：抗生素是医院应用最广泛的药物，抗生素诱发真菌感染等是患者在医院内肺部感染的主要原因。

5. 住院时间长，患者之间、医患之间容易交叉感染。

6. 气管插管、呼吸机的长期使用，使气道暴露机会增多，增加感染机会。

慢阻肺对肺功能有何影响?

正常成年人从35岁开始肺功能逐渐减退，但慢阻肺患者肺功能减退速度明显较普通人快。肺功能主要包括肺容积、通气功能和肺弥散功能等。肺功能受损则血液中的氧气含量减少，缺氧会影响机体重要脏器的功能。慢阻肺肺功能的最早改变是通气功能下降，主要是呼出气体流速变慢，表现为第一秒用力呼气量（FEV_1）和用力肺活量（FVC）的比值降低，第一秒用力呼气量绝对值占预计值的百分率也降低。疾病晚期，由于肺功能的显著下降，血液中的氧含量下降到一定程度，从而发生呼吸衰竭。除了肺功能下降之外，慢阻肺的患者，在炎症等危险因素的作用下，支气管的组织结构遭到破坏，支气官腔狭窄，气流受限。肺组织是由无数个小的，形状像气球样的肺泡组成，正常状况下，肺泡在吸气时扩大，呼气时缩小，伸缩的弹性良好。但是在慢阻肺的患者中，由于支气管腔的狭窄，吸气时支气管扩张，气体进入肺泡相对容易；呼气时支气管缩小，气体呼出困难，肺泡内残留的气体增多，使得肺泡长期扩张处于过度充气的状态，导致肺泡弹性下降甚至肺泡破裂，发生肺气肿，导致肺功能受损，形成桶状胸。

打鼾与慢阻肺有关系吗?

打鼾是一种普遍存在的睡眠现象，大多数人认为鼾是睡得香的表现。其实打鼾是健康的大敌，由于打鼾使睡眠呼吸反复暂停，造成大脑、血液严重缺氧，形成低血氧症。这样夜复一夜时间长了，使氧气摄入明显减少，身体各重要部位缺血缺氧，诱发各种严重疾病。如脑细胞组织持续缺氧4～6分钟就会引起脑细胞的不可逆性死亡，夜间呼吸暂停时间超过 120 秒容易在凌晨发生猝死。“睡眠呼吸暂停综合症”界定标准为每停顿 10 秒以上为一次呼吸暂停。睡眠 1 小时有 5 次以上大于 10 秒的停顿，或睡眠 7 小时中大于 10 秒的停顿在 30 次左右，即为睡眠呼吸暂停综合症。这是一种由于某些原因而致上呼吸道阻塞、睡眠时有呼吸暂停，伴有缺氧、鼾声、白天嗜睡等症状的一种较复杂的疾病，多发于肥胖、老年人。上呼吸道任何一个部位的阻塞性病变都可致。

慢阻塞性肺病患者睡眠时通气降低较为明显，可伴有明显的呼吸和气体交换功能恶化，主要是严重的动脉血氧饱和度降低及合并短暂特异性呼吸异常，如呼吸暂停和呼吸不足。尤其是患者清醒状态下动脉血氧分压已经低达 60mmhg 左右时，如果睡眠中因为打鼾而再进一步降低，就更为危险。慢阻肺与睡眠呼吸暂停综合征都是临床较常见的疾病。当两者并存时称之为“慢阻肺—睡眠呼吸暂停综合征”即“慢阻肺—OSAS”重叠综合征，这些患者多为老年肥胖患者，慢支病史较长，反复发作咳嗽、咳痰、气促，并且逐年加重。患者的夜间缺氧往往比单独一种疾病更加明显，患者的夜间呼吸紊乱现象严重，容易造成严重的低氧血症。此类患者应该注意去除病因、减肥、戒烟酒、睡眠时取侧卧位，保持呼吸道通畅，使气道阻力降低和通气量增加，消除呼吸暂停，改善睡眠结构，提高氧分压。

慢阻肺的典型症状是什么？

慢性咳嗽

通常为首发症状，往往连续数年。初起咳嗽呈间歇性，早晨较重，以后逐渐发展到早晚或者整日均有咳嗽，但夜间咳嗽并不明显。每当吸烟或遇到冷空气或其他刺激性烟雾、粉尘时，更容易引起咳嗽。气候多变或寒冷季节时发生多数发展到全年咳嗽，但仍以寒冷季节为严重。少数病例咳嗽不伴有咳痰，也有少数病例虽然有明显气流受限但是并无咳嗽症状。

咳　痰

咳嗽和咳痰症状往往互相伴随，咳嗽后通常咯出少量黏液性痰，初起时痰量少，且多为无色、半透明的黏液性痰，每日痰量不一，部分患者在清晨痰量较多；合并感染时候痰量大量增加，常有脓性痰。

呼吸困难

这是慢阻肺的标志性症状，是使患者焦虑不安的主要原因，慢阻肺病人呼吸困难的症状呈进行性加重，随病情的发展逐渐加重。初发病时，并无呼吸困难的感觉，以后可能自觉胸闷或呼吸费力，容易产生疲劳感。因此，活动量逐渐减少，不能负担较重的体力劳动，外出或者社交活动减少，到后来甚至发展到走平路，或者静坐时也会喘。慢阻肺病人也会出现阵发性喘憋加重，伴有胸闷不适，多发生在急性感染加重时。少数病人则可同时存在支气管哮喘。

喘息和胸闷

部分患者甚至是重度患者有喘息，胸部紧闷感通常于劳力后发生，与呼吸费力、肋间肌等容性收缩有关。

反复肺部感染

慢阻肺病人可反复出现呼吸道感染加重，特别是在换季时或多变季节以及寒冷季节，表现为发热、咳嗽、咳痰和喘憋加重等全身和呼吸道症状。

全身性症状

在疾病的临床过程中，可能会发生全身性症状，如体重下降、食欲减退、外周肌肉萎缩和功能障碍、精神抑郁或焦虑等。

慢阻肺分几级？

慢阻肺是一种渐进性疾病，从起病到重度需要经历好几个阶段。引起致病因素较为复杂，所以，人们选取的评级依据以及评级方法也有所不同。我国常用的是慢阻肺严重程度慢阻肺分级标准，此项标准以肺功能检查中 FEV_1 和 FEV_1/FVC 两个数值的变化作为主要评级标准，将慢阻肺患者分为 4 个不同的等级。

Ⅰ级：轻度慢阻肺。这类患者的特征为有轻度气流受限（$FEV_1/FVC<70\%$，但 $FEV_1 \geqslant 80\%$预计值），且通常可伴或不伴有咳嗽、咳痰。此时，患者本身一般对自己的病情尚无明显认识。

Ⅱ级：中度肺气肿。这类患者的特征为气流受限进一步加重（$FEV_1/FVC<70\%$，$50\% \leqslant FEV_1<80\%$预计值），并伴随有症状的进展和运动后气喘加重明显。此时患者往往意识到患病且会到医院就诊。

Ⅲ级：重度肺气肿。这类患者的特征为气流受限进一步恶化（$FEV_1/FVC<70\%$，$30\% \leqslant FEV_1<50\%$预计值），可出现气短加剧，症状反复急性加重，已经影响了患者正常的生活方式，生活质量降低。

Ⅳ级：极重度慢阻肺。这类患者的主要特征为严重的气流受限（$FEV_1<30\%$预计值）或者合并有慢性呼吸衰竭的症状。此时患者的生活质量明显下降，如果出现急性加重则可危及生命。

大部分慢阻肺患者都处于Ⅱ级或Ⅲ级，可以说这两个时期是慢阻肺进展的转折点。如果在这个时间段内注重治疗和自身保护，即可极大地延缓疾病进程，减轻其对生活的影响。反之，则会使症状进一步加重，甚至出现生命危险。

慢阻肺患者为什么会咳嗽、咳痰？

慢性咳嗽、咳痰常常先于气流受限许多年存在，但并不是所有的咳嗽、咳痰症状的患者均会发展成为慢阻肺。

咳嗽是机体的一种防御动作，通过咳嗽可以清除呼吸道分泌物以及气道内异物，当呼吸道黏膜受到异物刺激或由于其他原因引起的分泌物增多时，即可导致咳嗽，将气道内的分泌物排出体外，称为咳痰。当耳、鼻、咽、喉、支气管、胸壁、肺等器官或脏器由于炎症，淤血，物理，化学等因素，刺激迷走神经、三叉神经及舌咽神经所支配的黏膜时皆可引起咳嗽。合并感染时候痰量增多，常有脓性痰。

慢阻肺为什么会呼吸困难？

呼吸困难是指病人主观感到空气不足、呼吸费力，客观上表现为呼吸运动用力，严重时刻出现张口呼吸、鼻翼煽动、端坐呼吸，甚至发绀，并且可有呼吸频率、深度、戒律的改变。

因为肺部长期处于发炎状态，肿胀的呼吸道及分泌过多的痰液，严重阻碍了气体的流通。空气吸不进来，又吐出不去，使得慢阻肺患者呼吸的每一口气都非常辛苦，病人像是长时间被掐紧了脖子一样难受。这是因为，炎症等危险因素，使支气管的组织结构遭到破坏，支气官腔狭窄，气流受限。正常状况下，肺泡在吸气时扩大，呼气时缩小，伸缩的弹性良好。但是在慢阻肺的患者中，由于支气管腔的狭窄，吸气时支气管扩张，气体进入肺泡相对容易；呼气时支气管缩小，气体呼出困难。换气的不足已经难以满足身体所需的氧气，用力呼吸时耗费的能量又增加了身体氧气的需求，同时也提升了体内二氧化碳的代谢，却又因为吐气困难而无法排出，二氧化碳滞留，不仅使患者呼吸困难，同时也增加了呼吸性酸中毒的危险性。

出现呼吸困难就一定是慢阻肺吗？

呼吸困难的病因包括肺源性呼吸困难、心源性呼吸困难、中毒性呼吸困难、神经精神性呼吸困难以及血源性呼吸困难等。

肺源性呼吸科困难

上呼吸道的病变：咽后壁脓肿，喉及气管内异物，喉水肿，白喉，喉癌。

气管或者大支气管受压或狭窄：甲状腺肿瘤、淋巴结肿瘤、主动脉瘤压迫支气管，支气管分支狭窄等。

肺组织的病变：肺炎、肺结核、肺气肿、肺癌。

肺受压：胸腔积液、积气。

肺的收缩或扩张困难：胸膜粘连、肺纤维性变、肺不张。

胸廓的运动以及呼吸肌功能障碍：各种引起胸廓运动受限、呼吸肌以及膈肌麻痹等疾病。

心源性呼吸困难

由于循环系统的疾病所引起，主要见于左心或右心功能不全。前者较后者为重。左心功能不全时，主要是由于肺淤血或肺水肿，换气功能发生障碍。右心功能不全时，呼吸困难的发病原因是由于体循环淤血。

中毒性呼吸困难

包括酸中毒、毒血症以及药物所致的呼吸障碍。

重症颅脑疾病：如脑溢血、颅内压增高等。呼吸中枢因为血流减少或者直接受压力的刺激，使呼吸慢而深并可出现呼吸节律的改变。

血源性呼吸困难

常见于重度贫血、高铁血红蛋白血症、一氧化碳中毒等，是红细胞携氧量减少，血氧含量降低，呼吸较慢而深，心率加快。

为什么慢阻肺会出现桶状胸？

当胸廓左右径与前后径比为 1∶1 时，形状像水桶，故称为桶状胸。桶状胸一般是由于肺内气体含量过多所致，比如肺气肿、支气管哮喘急性发作以及长期大量吸烟均可导致此类表现，个别正常人有时也可以出现桶状胸。

慢阻肺的病人因为反复发作咳嗽，咳痰，呼吸困难，肺泡数量和肺泡周围毛细血管数量逐渐减少，减少了肺部气体交换的面积，严重损害呼吸功能，而致血氧含量过低。病人吸气时，气体尚能冲开阻塞的管腔，进入肺内；呼吸时，由于力量小，一部分进入肺内的气体，不能顺利排出而滞留肺内，时间长了，滞留肺内的气体越积越多，肺部过度充气而膨胀，就像吹气球那样使肺胀大了起来，整个胸部体积增大，前后径增加，肋间隙也增宽，使得整个胸部的外形很像水桶的形状，医学上成为桶状胸，这是慢阻肺的一个很重要的特点。

慢阻肺患者为什么会出现紫绀？

发绀是皮肤和黏膜弥散性紫蓝色的改变，在皮肤较薄，色素较少而血液供应充足的部位，如舌、口唇、黏膜和指（趾）甲床表现较为明显。发绀的出现与否，取决于血液内的还原血红蛋白量。当毛细血管内的还原血红蛋白超过 50g/L 时，即出现发绀。毛细血管内的还原蛋白的增加，可由于动脉血氧的饱和度降低，也可由于血流速度缓慢、组织耗氧量增加、过量的血红蛋白被还原导致。此外，血中异常血红蛋白衍化物，如高铁血红蛋白和硫化血红蛋白增加也可以引起发绀。阻塞性肺气肿的病人常常由于肺功能受损，不能有效地吸入氧气，使血液中还原血红蛋白增加，从而出现发绀。

为什么慢阻肺患者活动后气短更明显？

医学上常常按气短的程度分级，此类分级方法有助于估计病情的轻重，分为4度：

1度：与年龄、同体格正常人可一起行走而无气短，但上坡、登阶梯时则不行；

2度：以自己的速度步行3000米无气短，但按正常人速度则不行；

3度：在平地上行走100米或者数分钟即有气短；

4度：穿衣、说话也有气短。一般来说，气短越明显，肺功能也越差。但有时候两者也并不完全一致。

正常人大约有6亿个肺泡，而维持一个人的一般活动仅需要1/7的肺脏，由此可见肺脏有很大的潜力，医学上称之为储备能力。当活动时，身体消耗氧大增加，同时产生了大量的二氧化碳，为满足机体的需要，这就要求肺部动用其储备能力，调动整个肺脏，加强其工作，充分地吸入氧和排除二氧化碳。在阻性阻塞性肺疾病患者中，由于大量的肺泡受到损害，功能丧失，储备能力已经下降。在静息时，尚且能够维持身体的需要，但是当活动时候，耗氧量进一步增加，本身降低的肺功能，无法满足机体进一步活动的需要，已经没有多余的储备的能力可用来增加肺功能，故其在活动后气短更加明显。

为什么慢阻肺患者易发生肺大疱和自发性气胸?

正常表现时肺的脏层胸膜与胸壁内的壁层胸膜之间只有少许的液体，如果有气体进入这两层胸膜之间的胸膜腔，医学上称之为气胸。慢阻肺的病人的细支气管的气流阻力较高，加之支气管痉挛以及炎性分泌物等原因，导致小气道不畅，气体不易充分排出而潴留于肺泡内，肺泡体积不断增大，肺内压力不断增加，终于使肺泡破裂，气体溢出而发生气胸。

此时病人会迅速出现呼吸困难及胸闷等症状，严重者可危及生命。所以，阻塞性肺气肿病人一旦出现上述症状，应立即到医院就诊,以便及时发现气胸,及时治疗,有时是需要抢救的。

肺大疱的形成是由于慢阻肺的病理改变为肺过度充气，膨胀，弹性减低，肺泡壁变薄，肺泡腔扩大，破裂形成肺大疱。因呼吸道感、染剧烈活动、用力咳嗽等致胸腔内压急剧升高，容易则导致肺泡破裂。

慢阻肺患者容易并发哪些疾病?

自发性气胸

自发性气胸并发于慢阻肺者并不少见，多因胸膜下肺大泡破裂，空气进入胸膜腔所致。若患者基础肺功能较差，即便是气体量不多，临床表现也较重，必须积极抢救，不可掉以轻心。慢阻肺患者肺野透亮度较高，常有肺大泡存在，体征不够典型，给局限性气胸的诊断带来一定困难。如果患者有突然加重的呼吸困难，且伴有明显的胸痛、发绀，听诊呼吸音减弱或者消失，应该考虑气胸，积极进行救治。

肺部感染

患者常有畏寒、发热、呼吸困难，咳嗽咳痰加重，血象中白细胞以及中性粒细胞增多。老年患者以及体弱的病人由于免疫力低，有时虽然有严重的感染，可能并不伴有发热，但是常常迅速引起呼吸衰竭，需要引起注意。

呼吸衰竭

慢阻肺患者往往呼吸功能严重受损，在某些诱因如呼吸道感染、分泌物干结潴留、不适当氧疗、外科手术等的影响下，通气和换气功能障碍进一步加重，可诱发呼吸衰竭。

慢性肺源性心脏病和右心衰竭

低氧血症和二氧化碳潴留以及肺泡毛细血管床被破坏等均可引起肺动脉高压。在心功能代偿期,并无右心衰竭表现。当呼吸系病变进一步,动脉血气恶化时,肺动脉压显著增高,心脏负荷加重,加上心肌缺氧和代谢障碍等因素,可诱发右心衰竭。病人常逐步出现活动后乏力、呼吸困难,可有心慌、胸闷、食欲不振、恶心呕吐以及头痛、头胀、烦躁不安、言语障碍、抽搐、精神错乱、嗜睡,甚至昏迷等表现。严重的慢性肺源性心脏病除了以上表现以外,还可能发生肺性脑病、酸碱失衡以及电解质紊乱、心律失常、休克、消化道出血、弥散性血管内凝血等并发症。

睡眠呼吸障碍

正常人睡眠中通气可以稍有降低。而慢阻肺患者睡眠时通气降低较为明显。尤其是患者清醒状态下动脉血氧分压已经低达 60mmhg 左右时，如果睡眠中再进一步降低，就更为危险。患者睡眠质量降低，可出现心律失常和肺动脉高压等。

怎样早期发现慢阻肺?

慢阻肺是一种慢性进行性呼吸系统疾病，若不积极控制病情，会使患者呼吸功能逐渐下降，最终导致呼吸衰竭而死亡。由于该病早期阶段症状较为隐蔽，仅为咳嗽、咳痰、气喘等，并未引起高度重视，常常在被发现时已经是中重度了，因此，尽早发现慢阻肺对挽救呼吸功能意义重大。一般来说，老年人如果患有慢阻肺，常有多年的咳嗽咳痰病史，病程缠绵，临床上呈现缓慢发展的气急和缺氧所引起的一系列症状，其主要症状为气急，早期较轻，仅在劳动或者上楼时候出现，还能够胜任日常的工作，但是容易感到疲劳。随着病情的发展，气急也逐渐明显，轻体力劳动时感到胸闷气急，严重时连说话、平地走路、大便时也发生气急。在体征上，老年慢阻肺的患者，由于肺组织的生理衰退而膨胀，加上肋骨抬高，胸椎后弯，胸廓前后径增大而呈现水桶状，出现特有的桶状胸。结合以上的病史和体征，早期发现并不困难。

慢阻肺病程一般比较缓慢，少则 3 到 5 年，多则 10 到 20 年。现在如果能及早预防和治疗，坚持科学治疗和科学用药，完全能够有效控制病情，减缓病情进展，使病人的生活质量提到改善。但遗憾的是，患者常常在症状严重时才到医院就诊，而此时慢阻肺病情往往已处于中、晚期。主要有以下 3 种因素：

一是病人自己没有及时看病。不及时看病的原因有很多，有的是对慢阻肺病认识不足，因为慢阻肺早期症状主要是咳嗽、咳痰，很多人不把它当回事，不能及时就医。

二是某些医务人员由于对慢阻肺认识水平不足，对慢阻肺的治疗往往不太科学、不太规范。现在慢阻肺虽然是一种不能“根治”的疾病，但由于当代医学的进展，现在及时科学的治疗慢阻肺完全可以控制病情。

三是假医假药坑害病人。一些所谓的“特效药”、“根治药”，实际都是一些来路不明、没经国家批准的药物，这些药里面往往添加了一些西药成分（如糖皮质激素、平喘药），用药及用量往往不合理。

您也可以根据下面的问题简单的判断下自己的情况：

1. 是否有多年吸烟史且现在仍然吸烟，或者以前吸过烟。

2. 是否经常每天咳嗽，咳嗽时是否经常咯出白色黏液痰。

3. 活动时是否比同龄人更容易感觉气短。

4. 年龄是否超过40岁。

当上面的4个问题的答案有3个或者3个以上均为“是”，就应该向医生咨询了，到时候医生很可能会为你做个简单的肺功能检查，以明确诊断。

什么是肺功能检查？

肺功能测定是一项十分重要的呼吸系统疾病的诊治技术。肺功能测定能客观地检测呼吸系统，识别可能被忽略的异常肺功能，协助疾病的诊断和鉴别诊断，评定治疗效果，有很大的临床价值。肺功能主要用于检测呼吸道的通畅程度、肺容量的大小，了解通气功能的损害程度，鉴别肺通气功能障碍的类型如：阻塞性、限制性、混合性通气功能障碍。肺功能检查可作为诊断慢阻肺的“金标准”。

做肺功能检查基本不会有任何痛苦，医师通常会让病人夹住鼻子用嘴来呼吸，再做一些配合医师口令的吸气和呼气动作。在肺功能检查的过程中应该注意的是：

1. 因为鼻子被夹住，所以应该学会用嘴来呼吸。

2. 尽可能闭紧口唇，保证在测试的过程中不会漏气。

3. 尽可能配合医师的口令，及时做出呼气和吸气的动作。

4. 尽最大的能力吸气，然后配合医师以最大力量呼出。

慢阻肺做肺功能检测包括哪些内容?

肺功能检查在慢阻肺的诊疗中有重要的作用。合理的使用肺功能检查的结果，有利于慢阻肺的早期发现、明确诊断和鉴别诊断、病情严重程度评估、监控疾病的进展、制定合理的个体化治疗方案和客观评价疗效等。慢阻肺患者肺功能检测的内容包括以下几个方面。

常规的通气功能

这是最基本的检查，常规的通气功能为诊断和严重程度分级提供客观的依据。气流受限是以一秒钟用力呼气容积（FEV_1）和一秒钟用力肺活量（FEV_1/FVC）降低来确定的。FEV_1/FVC是慢阻肺的一项敏感指标，可检出轻度气流受限。FEV_1占预计值的百分比是中重度气流受限的良好指标，它变异性小，易于操作，应作为慢阻肺肺功能检查的基本项目。肺功能是诊断慢阻肺的金标准，使用支气管扩张剂后$FEV_1/FVC<70\%$且$FEV_1>80\%$预计值表示存在不可逆气流受限。

支气管舒张试验

使用一定剂量的扩张支气管药物，使狭窄的支气管扩张，以测定其扩张程度的肺功能试验。对于有明显气流受限（尤其是FEV1＜60％的预计值）的慢阻肺患者，应做此试验。一般只需要做一次，在首次诊断时进行。

其他检查

肺容量和弥散功能测定有助于肺气肿严重程度的判断，运动心肺功能测试有助于判断引起呼吸困难和运动耐受力受限的主要原因。呼吸肌肉功能测定有助于指导呼吸康复治疗。肺功能检测在人工通气的慢阻肺患者中的应用有助于指导呼吸机的参数调节和脱机。

为什么要做肺功能检查

肺功能检查对受检者呼吸生理功能的基本状况做出评价，明确肺功能障碍的程度和类型，主要内容包括肺容积、通气、换气、血流和呼吸动力等项目。

肺功能是判断气流受限的客观指标，其重复性好，对慢阻肺的早期发现、明确诊断和鉴别诊断、严重程度评价、监控疾病进展、预后及制定合理的个性化治疗法案、客观疗效评价等均有重要意义，是慢阻肺诊断和治疗中必要的检查手段。美国国家肺部保健教育方案提出，具有以下危险因素的人群均应常规在门诊进行肺功能检查：大于、等于 45 岁的吸烟者或曾经是吸烟者，有慢阻肺家族史，有慢性咳嗽史、发作性喘息以及劳力性呼吸困难史者。世界卫生组织和美国国立心、肺、血液研究所联合组织制定的“慢阻肺防治全球倡议”中亦强调，应该争取对每一位慢阻肺患者进行肺功能的测定。

肺功能是慢阻肺诊断和严重程度分级的主要依据

慢阻肺的诊断是以气流受限为主要依据的，早期的诊断必须有肺功能的指标。肺功能也是严重程度分级的主要依据。可见没有肺功能检查就难以对早期的患者，尤其是无症状的患者做出诊断，也无法对慢阻肺患者进行合理的分级和相应的治疗。

肺功能检查在慢阻肺鉴别诊断中的作用

慢阻肺的临床表现缺乏提议性，许多疾病均可引起类似于慢阻肺的临床表现。这些疾病包括支气管哮喘、充血性心力衰竭、不典型的支气管扩张症、弥漫性泛细支气管炎和肺结核等。在以呼吸困难为主要临床表现的患者中，肺功能检查具有更为重要的意义。在老年人，引起呼吸困难的常见原因包括慢阻肺、老年性支气管哮喘和充血性心力衰竭，比较少见的原因有间质性肺疾病，胸膜腔疾病，大气道阻塞等，单纯依据临床表现常常难以肯定诊断。肺功能结果显示为限制性通气功能障碍，有利于充血性心力衰竭和间质性肺疾病的诊断，主要为可逆性气流受限则有利于哮喘的诊断，而流量—容积曲线出现"流量的平台"是大气道阻塞性疾病的特征。老年性哮喘或慢阻肺与哮喘合并存在时，临床表现与普通的慢阻肺相似，肺功能检查是主要的鉴别诊断方法。

检测病情进展

慢阻肺是一种缓慢进展性疾病，然而其进展的速度有明显的个体差异，需要动态检测肺功能的变化来判断其进展的速度，以便能够及时发现进展快的患者，采取更加积极的方法来预防疾病的进展。对于吸烟者，进行肺功能的检测有利于了解肺功能下降的速度，促使病人及时戒烟。

评价药物和其他治疗方法的疗效

目前用于治疗慢阻肺的常用药物包括抗胆碱能药物、β_2受体激动剂、茶碱类和激素等，其他药物包括免疫调节剂和抗氧化剂等。慢阻肺患者对上述药物的疗效和耐受性有非常明显的个体差异。在治疗过程中需要动态检测肺功能的变化，为患者建立个体化的治疗方案。

什么是血气分析？

动脉血气分析可以协助判断病情严重程度和有无呼吸衰竭存在。动脉血气分析是抽取动脉血分析其中的氧和二氧化碳的含量和压力水平，并有助于进一步了解体内环境酸碱平衡状态。

当 FEV_1＜40％预计值或既有呼吸衰竭或者右心衰竭的慢阻肺患者均应该做血气分析检查。血气异常首先表现为轻中度低氧血症。随着疾病的进展，低氧血症逐渐加重，并出现高碳酸血症。呼吸衰竭的血气诊断标准为静息状态下海平面吸空气时动脉血氧分压（PaO_2）＜60mmhg，伴或者不伴动脉血二氧化碳分压（$POCO_2$）＞50mmhg。慢阻肺合并呼吸衰竭时常因缺氧和（或）二氧化碳潴留，并发酸碱代谢失衡。因此，血气分析可以对危重病人的抢救提供诊疗参考。

慢阻肺在病变早期病情较轻，肺功能损害尚不严重，不会出现动脉血气异常表现。但是随着病情的逐渐加重，肺功能损害逐渐明显，就会出现低氧血症，进一步加重，还会并发高碳酸血症。慢阻肺严重的患者由于长期处于低氧血症状态，对身体健康有很多不利影响，容易引起慢性肺源性心脏病等并发症。因此，建议病情较为严重的慢阻肺的患者在稳定期，当肺功能检查显示第 1 秒用力呼气量仅达到正常预计值 40％以下，或者有呼吸衰竭症状的表现，就应该接受动脉血气分析的检查，或者先用脉冲血氧仪夹住手指测量血氧饱和度。如果血氧饱和度也＜92％，则应该接受动脉血气分析检查。当慢阻肺患者急性加重时，出现明显的气促、发绀，甚至精神状态也有所改变时，更应该及时进行动脉血气分析检查，以便及时观测病情发展。

如何看血气分析结果？

正常状态下，健康人在地平面上呼吸空气时，动脉血氧分压（PaO_2）正常值为 12.7～13.3kPa（95～100mmHg）。动脉氧饱和度（PaO_2）为 98％～100％；动脉血二氧化碳分压

($PaCO_2$) 正常值为 4.7～6.0kPa (35～45mmHg); 血液酸碱度 (pH) 为 7.35～7.45。下面是这几个主要指标的临床意义:

酸碱度 (pH)

大于 7.45 为失代偿碱中毒。

小于 7.35 为失代偿酸中毒。

$PaCO_2$

$PaCO_2$ 是血液中物理溶解的 CO_2 分子所产生的压力。反映肺通气的指标，正常平均为 5.33kPa (40mmHg)。

CO_2 轻度升高可刺激呼吸中枢，当达到 7.31kPa (55mmHg) 时则抑制呼吸中枢，有形成呼吸衰竭的危险。$PaCO_2$ 增高表示肺通气不足，为呼吸性酸中毒或代谢性碱中毒；降低为换气过度，为呼吸性碱中毒，或代谢性酸中毒。

PaO_2

PaO_2 是指血液中溶解的氧分子所产生的压力，正常人为从 9.97～13.3kPa，可随年龄增长而降低。氧分压与细胞对氧的利用有密切联系。

PaO_2 降低，小于 10.6kPa (80mmHg) 为轻度缺氧；

小于 7.9kPa (60mmHg) 为中度缺氧；

小于 5.3kPa (40mmHg) 为重度缺氧；

小于 2.67kPa (20mmHg) 以下，脑细胞不能再从血液中摄取氧，有氧代谢停止，生命难以维持。

什么是慢阻肺急性加重？

过去我们将慢阻肺的病期分为缓解期和发作期。现在国际上多用稳定期和急性加重期的区分，与我们过去的概念大体相同。慢阻肺急性加重是指在慢阻肺自然病程中出现呼吸困难、咳嗽和（或）咳痰急性加重，需要改变常规的药物治疗。但是对急性加重的科学界定一直尚无一致的意见。有人认为急性加重是以超乎平时的稳定状态时的呼吸困难程度为特征的综合征，经规则用药或者增加常规药物治疗无效。另外有人将病人出血的症状主要分为主要症状（呼吸困难加重、痰量增加、脓性痰）和次要症状（咳嗽、喘鸣、胸闷、感冒等普通症状），如果具备两个症状病期至少有一个为主要症状，持续两天，即为急性加重。

什么是慢阻肺稳定期？

慢阻肺稳定期是指病人病情相对稳定阶段，患者咳嗽、咳痰、气短等症状稳定或者症状轻微。稳定期的治疗目的是稳定病情，预防急性发作，其治疗有效与否，直接相关病人的预期寿命和生活质量。慢阻肺的稳定期仍然需要治疗，慢阻肺是一种长期，慢性疾病，目前没有特效药。而且随着年龄增大，反复感染出现，疾病呈进行性加重的过程。因此稳定期治疗尤为重要。

治疗目标如下：

1. 减轻症状，阻止病情发展；
2. 缓解或者阻止肺功能下降；
3. 改善活动能力，提高生活质量；
4. 降低病死率。

如何判断病情严重程度？

慢阻肺是以慢性咳嗽、咳痰、气短或呼吸困难、喘息胸闷为主要表现的疾病。了解自身病情的严重程度有助于更好地调理自身的生活、饮食习惯，从而达到预防病情进展的目的。

1. 患者可以根据自己的症状的改变，和自己原来的症状相比，主要根据自己的感受来判断，如咳嗽、咳痰、气短和（或）喘息加重，痰量增加，呈脓性或黏液脓性。

2. 观察是否有伴随症状，如发热、下肢浮肿、嗜睡等情况。

3. 判断慢阻肺的金标准是通过做肺功能检查，它是根据肺功能下降的程度来定病情的严重程度的，如果肺功能下降较轻微，但是加重症状明显，病情也属轻中度，一般预后较好，如果肺功能下降较明显，但全身症状不是那么厉害，亦应引起足够的重视，患者不妨根据自身情况定期查肺功能，检测自己的病情。

4. CAT 自我评估问卷进行判断。CAT 表涵盖了症状、活动能力、心理各个方面的内容，可帮助慢阻肺病人判断自身病情的严重程度。

CAT 自我评付表

我从不咳嗽	0	1	2	3	4	5	我一直在咳嗽
我一点痰也没有	0	1	2	3	4	5	我有很多很多痰
我一点也没有胸闷的感觉	0	1	2	3	4	5	我胸闷的感觉很严重
当我爬坡或爬一层楼时，我没有感觉喘不过气来	0	1	2	3	4	5	当我在爬坡或爬一层楼的时候，我感到喘气非常困难
我在家里的任何活动都不受慢阻肺的影响	0	1	2	3	4	5	我在家里的任何活动都受到慢阻肺的影响
每当我外出时我就能外出	0	1	2	3	4	5	因为患有慢阻肺，所以我从来没有外出过
我睡眠非常好	0	1	2	3	4	5	因为患有慢阻肺，我的睡眠非常不好
我精力旺盛	0	1	2	3	4	5	我一点精力都没有

计算总分，对照 CAT 评估表。

CAT评分与疾病严重程度

评分	疾病状态	主要表现
＞30	非常严重	患者不能从事任何活动，生活困难。如果需盆浴或沐浴，将花费很长时间，不能出门进行购物、娱乐或家务劳动，通常不能远离自己的床或椅子，感觉自己就好像变成了残疾人。
20＜评分≤30	严重	患者不能从事大部分活动，包括在住宅附近散步、洗澡或穿衣时，均会感到呼吸急促，说话也可能气喘吁吁，咳嗽使患者非常疲劳，绝大多数夜晚肺部症状会干扰睡眠。患者感觉锻炼身体已不再安全，做每件事情都很费力，自觉无法控制肺部问题，并感到害怕和惊恐。
10＜评分≤20	中等	慢阻肺成为患者最严重的健康问题之一，每周有数天比较正常，但大多数时间都会咳嗽、咳痰，每年有1～2次急性加重，经常出现气促，夜间有憋醒，弯腰时会气喘，仅能缓慢地走上数级楼梯，只能慢慢地做轻家务劳动或者只能静养休息。
≤10	病情轻微	患者大部分时间都很正常，但慢阻肺已导致患者发生一些问题，无法胜任1～2件喜欢从事的活动，通常每周有几天咳嗽，并在运动或进行重体力劳动时出现气促，爬山或在平地快速行走时，不得不减慢速度或停下来，且经常容易筋疲力尽。

为什么慢阻肺会反复急性加重？

慢阻肺患者经常很苦恼，为什么病情会反反复复地出现，稍一不慎就又加重了。其实，引起慢阻肺加重的原因有很多，最常见原因是气管—支气管感染，主要是病毒、细菌的感染。慢阻肺患者肺部自我保护的能力较弱，稍有不慎，就容易引发呼吸道感染，导致咳嗽、咳痰、呼吸困难等诸症加重，一方面肺内环境多温多痰适宜细菌、病毒生长繁殖；另一方面，排痰不利，使病情迁延难愈，一旦遇到诱因，容易造成病情的再次急性加重。部分病例加重的原因难以确定，环境理化因素改变也有着不可忽视的影响。有的人家里喜欢养花、养宠物，殊不知花粉、动物的毛屑都会随着我们呼吸进入到我们的气道中，不断地对我们的气道造成刺激，一方面容易诱发病情的急性加重，另一方面也使病情不易稳定下来。还有就是季节变换，寒冷刺激，容易引发急性加重，有研究表明，慢阻肺反复加重是亦是影响总体慢阻肺加重发生频率的重要因素。

慢阻肺急性加重期表现在疾病过程中，短期内咳嗽、咳痰、气短和（或）喘息加重，痰量增加，呈脓性或黏液脓性，可伴发热等症状，此外还可出现全身不适、失眠、嗜睡、疲乏抑郁和精神紊乱等症状。对于严重慢阻肺患者，神志变化是病情恶化和危重的指标，一旦出现需及时送医院救治。当发现自己出现运动耐力下降、发热和（或）胸部影像异常时有可能为慢阻肺加重的征兆，须提高警惕，提早预防，改变用药剂量、频率等，及早到医院就诊，防止总体病情的急性加重恶化。

反复急性加重有什么危害？

慢阻肺病情反复急性加重，患者的活动能力和生活质量会明显下降，不仅会严重损害呼吸系统，使肺功能急剧下降，还会影响其他组织器官的功能，造成一系列严重的并发症。

1. 会使其肺功能进行性恶化，小气道持续堵塞、肺泡弹性回缩力持续降低，造成阻塞性通气功能障碍；以及因缺氧、酸中毒、呼吸肌疲劳等原因引起的呼吸肌衰竭都会导致限制性通气功能障碍；肺泡弥散功能障碍；以及部分肺泡的低通气、低血流致使通气血流比例失调，多原因相互作用，使得低氧血症和高碳酸血症更为严重，最终导致呼吸衰竭，呼吸衰竭多系统、器官功能的损害，引起意识障碍、肺心病、心力衰竭、消化道溃疡等并发症，甚至因此而危及生命。

2. 慢阻肺亦可以引起自发性气胸，或因剧烈咳嗽活动，使肺泡等薄弱处破裂，空气进入肺周围的胸膜腔而引发。患者会有突然加重的呼吸困难，并伴有明显的发绀，可以通过X线确诊。

3. 容易引发消化道溃疡，以及精神神经方面的改变。

慢阻肺为什么会发生低氧血症？

氧气，是我们身体赖以生存的物质基础之一，参与人体的物质和能量代谢，维持人体正常的生命活动，如同食物和水一样不可或缺。而源源不断的氧气输入却是需要我们的肺来提供。慢阻肺早期，病变主要体现在细小气道，仅闭合容积增大，反映肺组织弹性阻力及小气道阻力的动态肺顺应性降低。简单说是指残留在里面的气体越来越多，使得细小气道腔内容积增大，细小气道的弹性便相应减弱，进而造成肺组织的弹性降低。病变累及大气道时，肺通气功能障碍，最大通气量降低。随着病情的发展，肺组织弹性日益减退，肺泡持续扩大，回缩障碍，则残气量及残气量占肺总量的百分比增加。肺气肿加重导致大量肺泡周围的毛细血管受膨胀肺泡的挤压而退化，致使肺毛细血管大量减少，肺泡间的血流量减少，此时肺泡虽有通气，但肺泡壁无血流灌注，导致生理无效通气量增大；也有部分肺区虽有血液灌流，但肺泡通气不良，不能参与气体交换。如此，肺泡及毛细血管大量丧失，弥散面积减少，产生通气与血流比例失调，导致换气功能发生障碍，通气和换气功能障碍可引起缺氧，进而引起低氧血症，严重时还可引起呼吸衰竭。

夜间低氧血症对患者有何影响?

夜间低氧血症危害多，它可以对我们的循环系统、中枢神经系统、呼吸系统等多个器官、系统产生影响。慢阻肺患者夜间低氧血症可增加心律失常的发生率，我们的心脏昼夜不停跳动，需要消耗氧气，夜间血中氧饱和度降低，无法满足心脏对氧的需求，于是为了可以获得更多的氧，心脏就会增加做功，此时尤易引发心律失常，心肌对缺氧又十分敏感，早期轻度缺氧即可以在心电图上显示出来，若这种缺氧状态急性加重，还可引发心室颤动或心脏骤停。缺氧亦可以导致肺血管收缩，引起肺动脉压持续增高。脑组织对氧的需求量很大，对缺氧同样十分敏感。夜间轻度的低氧血症可以出现白天注意力不集中、智力和视力轻度减退的表现；稍重一些的，比如反复夜间低氧血症者，可出现一些神经精神症状，如头痛、烦躁、定向与记忆力障碍、甚至精神错乱、嗜睡等；严重低氧时，甚至会出现神智丧失乃至昏迷。

低氧血症对呼吸系统也有着可轻可重的影响，轻度低氧血症还可以起到兴奋呼吸中枢的作用，增强呼吸运动。但是随着缺氧程度的缓慢加重，这种兴奋作用就会变迟钝，甚至会使呼吸抑制。

夜间低氧血症亦可以导致患者的睡眠质量下降，表现为入睡困难、睡眠浅、易醒，总觉得睡不实，也会由此导致慢阻肺患者免疫功能下降。夜间睡眠时低氧血症还会引起血黏度增高，血流阻力增加。夜间低氧还会导致肾脏血管收缩，影响肾脏的血流动力学，导致肾功能的损害。机体的长期缺氧可导致胃肠道黏膜屏障功能受损，从而易诱发消化不良、食欲不振，甚至出现胃肠道的应激性溃疡。

什么是呼吸衰竭？

呼吸衰竭是指各种原因引起的肺通气和（或）肺换气功能严重障碍，以致在静息状态下亦不能维持足够的气体交换，导致低氧血症伴（或不伴）高碳酸血症，进而引起一系列病理生理改变和相应临床表现的综合征。

呼吸衰竭按动脉血气分析分为1型呼吸衰竭和2型呼吸衰竭。1型呼吸衰竭又称缺氧性呼吸衰竭，血气分析特点是 $P_aO_2<60mmHg$，P_aCO_2 降低或正常（缺氧，不伴有二氧化碳潴留）。主要可以见于肺换气障碍性疾病，如严重的肺部感染、间质性肺疾病、急性肺栓塞等。2型呼吸衰竭又称高碳酸性呼吸衰竭，血气分析特点是 $P_aO_2<60mmHg$，同时伴有 $P_aCO_2>50mmHg$（缺氧同时伴有二氧化碳潴留）。是肺泡通气不足所致，如果是单纯通气不足，低氧血症和高碳酸血症的程度是平行的，若是同时还伴有换气功能障碍，则低氧血症更为严重，而慢阻肺即使如此，它的发展以2型呼吸衰竭为主。

按发病缓急分为急性呼吸衰竭和慢性呼吸衰竭。急性呼吸衰竭常有突发的致病因素，如严重肺疾患、创伤、休克、电击等，致使肺通气和（或）换气功能迅速出现严重障碍，在短时间内引起呼吸衰竭，因发生突然，机体不能很快代偿修复，须及时抢救，否则会危及生命。慢性呼吸衰竭通常在一些慢性病基础上，如慢阻肺、肺结核、间质性肺疾病等，其中尤以慢阻肺常见，呼吸功能的损害逐渐加重，经过较长时间发展为呼吸衰竭。疾病早期，虽然有低氧血症或伴有高碳酸血症，但是机体通过代偿适应，仍能保持一定的生活活动能力。另一种较常见的情况是在慢性呼吸衰竭的基础上，合并呼吸系统感染、气道痉挛或并发气胸等情况，使得病情急性加重，短时间内出现 P_aO_2 显著下降和 P_aCO_2 显著升高，称为慢性呼吸衰竭急性加重。

由此我们知道呼吸衰竭主要机制是因缺氧引起的低氧血症以及因二氧化碳潴留引起的高碳酸血症，所以急性呼吸衰竭临床表现主要是低氧血症所致的呼吸困难和多器官功能障碍。包括以下几个症状：

1. 呼吸困难，较早表现为呼吸频率增快，病情加重时会出现“三凹征”，表现为胸骨上窝、锁骨上窝和肋间隙明显凹陷，因呼吸极度困难，辅助呼吸肌如胸部及腹部的肌肉都强力运动以辅助呼吸活动，企图以扩张胸廓来增加吸气量，但因肺部吸入气体困难，不能扩张所致。

2. 口唇、指甲青紫，又称发绀，是缺氧的典型表现，当动脉血氧饱和度低于 90%时即可出现。因为发绀程度与血红蛋白含量相关，所以红细胞越多发绀越明显，反之越不明显，因此，贫血者发绀不明显甚至不出现。

3. 神经精神症状，可出现精神错乱、躁狂、昏迷，或嗜睡、淡漠、震颤、甚至呼吸骤停等。

4. 多数患者还会有心动过速，严重的低氧血症、酸中毒会造成心肌损害，引起周围循环衰竭、血压下降、心律失常、心搏停止。

慢阻肺为什么会引起肺心病？

肺心病是由肺部疾病迁延不愈，累及心脏而引发的疾病，是一种心肺同病的状态。也是慢阻肺较常见的并发症之一。肺心病常是发生在肺动脉高压的基础上的，当诸多原因导致肺循环阻力增大时，肺动脉压随之升高，为了克服肺动脉压升高带来的阻力，右心发挥其代偿功能，增加做功。这样夜以继日的做功下来，心肌逐渐增厚，右心室变得肥厚。此时还处在肺心病早期，右心尚能通过增强做功代偿。随着病情的不断进展，特别是某些原因导致病情急性加重，肺动脉压力持续升高，最终超过了右心室的代偿能力，那么从右心室排出的量减少，心脏收缩末期残留在心室里的血量增加，使得右心逐渐扩大，才可以盛下越来越多的残留血量。当心脏的负荷达到它不可以再承受时，就会发生心室功能的衰竭。

慢阻肺为什么会引起呼吸肌疲劳？

要解决这个问题，先要清楚什么是呼吸肌，以及怎样就可以成为呼吸肌疲劳。呼吸肌，顾名思义，帮助呼吸的肌肉，主要是膈肌和肋间肌（包括肋间内肌和肋间外肌），还有就是一些腹部和颈部的肌肉，为呼吸辅助肌，只有呼吸困难时才参与辅助呼吸。我们之所以可以轻松的呼吸是依靠呼吸肌的有规律的收缩舒张活动改变胸廓的容量，引起肺的收缩和舒张，是我们呼吸的原动力。呼吸肌必须保持一定强度的肌力和耐力。可是由于疾病等原因，使呼吸肌长期超负荷运转，不能产生及维持一定的肌力，出现收缩无力，则可称为呼吸肌疲劳。这就像我们人体劳累过后会出现疲乏一样，经过充分的休息是可以恢复的，但是如果去除外因，休息后人不能缓解的则称之为呼吸肌无力。

慢阻肺患者，因为气道阻力持续增加，肺的过度通气，且混合着营养不良、微元素缺乏、电解质紊乱、低血氧、高碳酸血症皮质激素等因素，使呼吸肌失养，而造成呼吸肌疲劳，临床上主要表现为呼吸频率及节律异常。

慢阻肺的治疗目标是什么？

慢阻肺的治疗应分阶段逐步进行，为慢阻肺折磨的病人都清楚病情加重时，咳嗽气促、呼吸困难的痛苦，甚至寸步难行，最后什么活动都做不了，而改善症状、提高生活质量显得尤为重要，所以治疗慢阻肺病短期目标可以从缓解症状，提高运动耐力、改善健康情况、提高生活质量、预防和治疗急性加重几方面进行努力。我们知道慢阻肺是逐渐进展的疾病，病情迁延，易反复，随着病情的发展，逐渐会出现许多严重的并发症，最终甚至会危及生命。因此与慢阻肺的斗争是个持久战，对慢阻肺的性质应该有充分的认识，不能急功近利，忽视长期的治疗计划。目前尚没有公认的可以根治的药物，但是积极配合医生控制病情，延缓发展，以预防和治疗并发症，阻止病情进展及降低死亡率。

慢阻肺治疗方案有哪些？

慢阻肺作为一种长期慢性进展性疾病，根据疾病的严重程度和肺功能指标，一般可将患者分为Ⅰ—Ⅳ级，再根据每一级不同的情况制定四个时期的治疗方案，以期能达到最佳治疗效果。

Ⅰ期治疗：多针对Ⅰ级轻度慢阻肺患者。这类病人需按照个体需要使用支气管扩张剂。主要指当近期出现气促加重等症状时，按需随时使用支气管扩张剂（短效或速效 β_2 受体激动剂）。

Ⅱ期和Ⅲ期治疗：多针对Ⅱ级和Ⅲ级中重度慢阻肺患者。因为两级的患者在症状、体征方面有较多相似之处，治疗方式也较为相同。患者须按医嘱规则应用一种支气管扩张剂，如抗胆碱药、长效 β_2 受体激动剂或茶碱制剂，或将上述多种支气管扩张剂联合使用。若治疗效果不佳时可以考虑联合应用糖皮质激素类药物吸入治疗，如需长期使用，应检测肺功能。

Ⅳ期治疗：针对Ⅳ级较为严重的慢阻肺患者。这类病人对支气管扩张剂和糖皮质激素的应用与Ⅱ期和Ⅲ期相同。但因为这个时期的患者并发症多且较易发作，所以还要配合多种药物以及长期氧疗等非药物手段进行治疗。

上述有关于慢阻肺患者不同时期的治疗多为药物治疗。其实，大部分慢阻肺患者，尤其是处于Ⅰ、Ⅱ、Ⅲ级病人，还需要配合适当的体育锻炼和均衡的营养补充，才能达到最佳的治疗效果。

慢阻肺能治愈吗？

慢阻肺是一种进行性、不完全可逆的气流受限的肺部疾病，一旦确诊，不能治愈，它造成的不只是肺功能上的改变，也造成了肺的实质性改变。因肺气肿时，肺泡壁被毁损，导致细支气管的支撑结构丧失，呼气时细支气管出现塌陷。因此，肺气肿的气流狭窄是器质性和永久性的改变。但它是可以预防和治疗的。

慢阻肺可以预防吗？

尽管慢阻肺不可以治愈，但它是可以预防和治疗的，早期的干预治疗更显得有意义，首先得说我们的肺很伟大，它拥有很强的代偿能力，一般肺功能下降 30%～40%，患者都感觉不到明显不适。而当出现了气促、呼吸困难时，说明肺功能已经出现了严重损害，这时才开始治疗，就收效甚微了。那么怎样可以怎样预防呢？就要经常检测自己的肺的功能状态，就像糖尿病的患者定期检测血糖、高血压的病人定期测血压一样，定期检测自己的肺功能，有助于慢阻肺的早期发现，可以有效的达到早期预防的目的，最大程度地保存或逆转患者的肺功能，改善患者的预后。

为什么要注重稳定期的治疗？

根据慢阻肺病情的变化进展特点，我们明白对它治疗也是长期的，不能急躁，亦不能急性期一过就觉得自己没事了，药也不按时吃了，治疗也变得断断续续的，套句俗话就是“好了伤疤忘了疼”。须知每一次病情急性加重都是慢阻肺进展和恶化的诱因，所以应该长期坚持治疗，尤其是疾病稳定期的治疗，做好稳定期的治疗工作，可以预防病情的急性发作，治疗效果如何，直接关系到患者的生活质量和预期寿命，如果 30 年、50 年病情还稳定，就是很不错的结果了，所以说，注重稳定期的治疗是很有积极意义的。

为什么需要做 X 线胸片或 CT 检查？

慢阻肺早期，胸片一般看不到变化，尽管肺功能已经提示轻度通气障碍，或部分小气道阻塞，但胸片表现可无异常，即使胸片出现肺纹理增粗、紊乱等，这亦不能说明患了慢阻肺，此时仍以肺功能作为确定和衡量慢阻肺的金指标。胸片作为一项常规检查，可以帮助鉴别排除其他疾病的干扰。肺炎、肺结核、肺癌等都可以引起类似的症状，这时胸片就是一个鉴别的好方法。此外，胸片还可以从外形上观察心脏的变化，排除其它肺外病变引起的可能，以避免误诊和漏诊。

当慢阻肺出现急性加重时,应及时做一个胸片,了解一下情况,因为导致病情急性加重的原因有很多,如肺感染、自发性气胸、心力衰竭等,它们在胸片上的表现都有各自特异性的表现。

慢阻肺到了肺气肿的中度或重度阶段，胸片上有明显的特征，如两肺野透亮度增加，肋间隙增宽，有的还会出现肺泡增大融合而成的肺大泡等，配合肺功能的变化，可以对疾病进行明确诊断并指导治疗。

胸部CT可以更清楚地显示肺内的变化，可以发现胸片尚不能显示的较小范围内的病变，如肺栓塞、肺部较小的肿瘤等；另外胸膜的变化，如增厚、粘连等，胸水的多少在CT上都可以很直观地显现出来，为临床治疗提供了依据。还可对肺气肿做出定性、定位和定量诊断，对气道病变加以识别和定量，为治疗方法的选取提供了重要的依据。

为什么需要定期复查心电图?

心电图是一种心脏的周期性电生理活动的记录，具体是指心脏在每一次机械收缩之前，首先产生电激动，在激动过程中产生的微小电流可经人体组织传导到体表，将测定电极放置在体表的一定部位，利用心电图机从体表记录心脏每一心动周期心电变化的连续的曲线的图像，简称心电图。从慢支到慢阻肺，再发展到肺心病，是慢阻肺发展的一个基本的发病过程，随着慢阻肺病情的进展变化，对心脏产生了一系列影响改变，如心肌毒害、心律失常、甚至心力衰竭等。如果慢阻肺引起的肺动脉压力持续增高，造成右心室负荷增加，心房心室肌肥厚、扩张，这些都会引起心电图的异常改变，因此，定期检测心电图可以了解慢阻肺病情是否有进展到肺心病的情况，以便及时根据病情更改治疗方案，防止病情进展。此外，慢阻肺所造成的低氧血症容易引发心律失常，利用心电图进行类型判定和监测，以便正确应用强心剂及利尿剂，适时监测和改善肺血循环及氧气交换。因此，为了有效、及时发现和治疗心律失常，应定期进行心电监测，以尽早发现及时处理心律失常，这对改善预后、降低病死率有着十分重要的意义。

血常规检测对诊断慢阻肺有意义吗？

血常规检查是指血液的一般检查，也就是我们大家口中的“血象”，包括血红蛋白测定、红细胞计数、白细胞及其分类计数。也就是检查血液中两种主要的有形成分——红细胞及白细胞在数量与质量方面的变化，以配合临床诊断。作为一项常规检查，血常规检查对慢阻肺的诊断是有一定意义的，如慢阻肺合并气道或肺部的感染，血常规或可见白细胞、中性粒细胞、淋巴细胞等变化，进而确定病因。另一方面，慢阻肺引起长时间低氧血症对血液中各种细胞的数目变化也是有影响的，长期的低氧血症，会使得血液中红细胞增多，以增加氧气的运输，满足机体对氧的需求。因此，慢阻肺晚期常出现代偿性高血红蛋白血症及代偿性红细胞增多症，这样就会引起血黏度增高，血流阻力增大，流速缓慢，血管扩张充血。而血常规中亦可见红细胞计数和血红蛋白含量升高，红细胞压积正常或偏高。由于慢阻肺患者纳食差，常出现营养不良，即出现红细胞计数偏低和血红蛋白减少的情况。

慢阻肺和肺间质纤维化有什么不同？

慢阻肺与肺间质纤维化从症状上看，都有慢性咳嗽、咳痰、气短、呼吸困难等表现，而且两者常相兼为病，不是很容易区分，我们先从概念上看一下两者的不同，肺间质纤维化湿由多种原因引起的肺间质的炎症性疾病，病变主要累及肺间质，也可累及肺泡上皮及肺血管。而慢阻肺主要累及气道和肺泡，它的气流受限是慢支和肺气肿共同作用的结果。肺间质纤维化患者肺部听诊多数可闻及双肺底明显吸气性爆裂音，部分患者还可见杵状指。慢阻肺患者肺部听诊两肺呼吸音减弱，呼气延长，部分患者可闻及湿性罗音或干性罗音。从肺功能上看肺间质纤维化显示中至重度限制性通气功能障碍和（或）弥散功能障碍，慢阻肺则显示阻塞性通气功能障碍。CT 影像上两者亦有不同，慢阻肺示肺组织密度低而不均匀，气管呈刀鞘状改变，小血管稀疏、细小，胸膜下区常可见肺大泡等变化。而肺间质纤维化 CT 可看到小、中结节和网状结节影，有时可看到大片云片状高密度病灶，其中可见扭曲并拢或扩张含气的支气管影像。晚期可出现蜂窝肺。在大片纤维化附近可见局限性肺气肿，表现为局部含气量增多肺血管影稀疏。胸膜不规则增厚，尤以中下肺明显呈弥漫性分布。

慢阻肺与支气管扩张有什么不同？

支气管扩张症大多继发于急性、慢性呼吸道感染和支气管阻塞后，反复发生支气管炎症、咳大量脓痰和（或）反复咯血。概念上看，两者同有支气管炎症表现，慢阻肺急性发作时，亦可见咳吐大量脓痰，而且两者同样可以引起气道的阻塞。那两者间又有差异：从发病年龄上，慢阻肺好发于 40 岁以上的人群，而支气管扩张好发于儿童和青年；从病因上看，慢阻肺患者常有吸烟史或有毒有害物质的接触史，而支气管扩张则主要是因为支气管—肺组织感染和支气管阻塞，或先天发育缺损和遗传因素，此外，机体免疫功能失调，免疫缺陷亦可以诱发感染，引起支所管扩张。临床表现上，慢阻肺主要表现为慢性咳嗽、咳痰，痰多为白色黏液性，偶见脓性痰，极少咯血，支气管扩张则主要表现为慢性咳嗽、咳大量脓痰，反复咯血，反复肺部感染，或可伴发热、乏力、食欲减退、消瘦、贫血等症状。肺功能上，慢阻肺主要以阻塞性通气功能障碍，初期多呈现小气道的阻塞，随病程延长，逐渐向大气道进展，急性发作时呼吸困难等症状加重，甚至无法配合做肺功能检查。而支气管扩张则表现为小气道阻塞，功能残气增加病程越长，肺功能损害越重。支气管扩张发作期以限制性、阻塞性或混合性通气功能损害为主。

慢阻肺急性加重时怎么办？

1. 尽量躲开各种可能引起疾病加重的因素，如一些有毒有害的气体、粉尘、烟雾等，家里养了宠物的，尽量让自己不去跟宠物接触，或者将宠物转移他处；躲避寒冷空气的刺激，注意保暖，尤其避免冷热的突然变换，保持一定的空气湿度，适时适度通风，保持室内空气新鲜。对于感染的消除，建议使用一些抗生素，现在关于抗生素的使用非常严格，强调合理用药，关于抗生素的种类和剂量，须在医生指导下用药，或变更用药。避免抗生素滥用和细菌耐药问题的出现。

2. 畅通气道。慢阻肺急性期常会产生大量痰液阻塞气道，及时祛痰显得尤为重要，可适当服用祛痰药、支气管舒张剂，还可以翻身拍背促进排痰。

3. 可以进行家庭氧疗，改善缺氧和二氧化碳潴留的状况。

慢阻肺常用的治疗药物有哪些？

慢阻肺的常用药物，主要用于预防和控制症状，减少急性加重的频率和严重程度，提高运动耐力和生活质量。医生往往会根据疾病的严重程度，逐步增加治疗药物，使症状得到控制。在症状处于稳定期时，应在同一水平维持长期的规律治疗，并根据对治疗的反应及时调整治疗方案。慢阻肺常用药物包括以下几种：

支气管舒张剂

支气管舒张剂可松弛支气管平滑肌、扩张支气管、缓解气流受限，是控制慢阻肺症状的主要治疗措施。短期按需应用可缓解症状，长期规则应用可预防和减轻症状，增加运动耐力，但不能使所有患者的 FEV_1 都得到改善。与口服药物相比，吸入剂不良反应小，因此多首选吸入治疗。

主要的支气管舒张剂有 β_2 受体激动剂、抗胆碱药及茶碱类，根据药物的作用及患者的治疗反应选用。不同作用机制与作用时间的药物联合可增强支气管舒张作用、减少不良反应。β_2 受体激动剂、抗胆碱药物和（或）茶碱联合应用，可逐步改善患者的肺功能，增强运动能力。

1. β_2 受体激动剂：可分为长效 β_2 受体激动剂和短效 β_2 受体激动剂。其中短效 β_2 受体激动剂包括沙丁胺醇、特布他林等，本品数分钟内开始起效，15～30 分钟达到峰值，持续疗效 4～5 小时，每次剂量 100～200μg，24 小时内不超过 8～12 喷。主要用于临床缓解症状时使用。长效 β_2 受体激动剂主要包括沙美特罗、福莫特罗、班布特罗和克伦特罗等，该类型药物作用持续 12 小时以上，与短效 β_2 受体激动剂相比，维持作用时间更长。

2. 抗胆碱药：主要品种有异丙托溴铵和噻托溴铵，两者均可阻断M胆碱受体。定量吸入时开始作用时间比沙丁胺醇等短效 β_2 受体激动剂慢，但持续时间长，30～90分钟达最大效果。异丙托溴铵维持时间较短，一般为6～8小时，剂量为40～80μg，每天3～4次。噻托溴铵作用长达24小时以上，吸入剂量为18μg，每天1次。该类药物不良反应小，长期吸入可改善慢阻肺患者健康状况。

3. 茶碱类药物：该类药物可解除气道平滑肌痉挛，广泛用于慢阻肺的治疗。另外，还有改善心搏血量、舒张全身和肺血管、增加水盐排出、兴奋中枢神经系统、改善呼吸肌功能以及某些抗炎作用等。但总的来看，在一般治疗量的血浓度下，茶碱的其他多方面作用不很突出。当下，临床上较为常用的类型主要包括氨茶碱、二羟丙茶碱、多索茶碱和思普菲林等。此类药物的缺点较为明显，局部刺激大，口服用药通常会有恶心、呕吐、食欲下降等胃肠道刺激反应以及焦虑、烦躁、头痛、心慌等中枢神经兴奋反应。所以单次用量和服药方式都较为谨慎。

糖皮质激素

糖皮质激素是参与和调节人体多种物质代谢和生理功能不可缺少的重要活性物质，具有抗炎、抗病毒、抗休克、抗过敏等作用。长期规律地吸入糖皮质激素可以改善中重度（Ⅲ级和Ⅳ级）慢阻肺患者的肺功能指标，减少急性加重频率，提高生活质量。目前临床上通常使用糖皮质激素和 β_2 受体激动剂联合吸入疗法，比各自单用效果好，目前已有布地奈德-福莫特罗、氟地卡松-沙美特罗两种联合制剂。

祛痰药（黏液溶解剂）

慢阻肺气道内可产生大量黏液分泌物，可促使继发感染，并影响气道通畅，应用祛痰药有利于气道引流通畅，改善通气，加速排痰。常用药物有盐酸氨溴索、乙酰半胱氨酸等。

镇咳药

呼吸系统疾病的患者因其疾病因素诱导，咳嗽比较频繁。长时间的咳嗽会对患者肺造成损害，且会进一步加重心脏负担。针对患者咳嗽症状使用镇咳药物进行治疗，不仅可缓解病人症状，还能降低其生存风险，提高生活质量。常用的镇咳药物有中枢性和外周性两类。临床常见如中枢类的磷酸苯丙哌林以及外周类的润药金合欢等。

其他药物

1. 抗氧化剂：慢阻肺患者气道炎症使氧化负荷加重，并加重其病理、生理变化。应用抗氧化剂如 N-乙酰半胱氨酸可降低疾病反复加重的频率。但目前尚缺乏长期、多中心临床研究结果，有待今后进行严格的临床研究考证。

2. 免疫调节剂：一些研究显示，免疫调节剂对降低慢阻肺急性加重严重程度可能具有一定的作用，但尚未得到确证。

3. 疫苗：主要分为流感疫苗和肺炎疫苗两大类。其中流感疫苗可减少慢阻肺患者的严重程度和死亡。它含有灭活的或活的、无活性病毒，针对流行性病毒感染者使用。肺炎球菌疫苗含有 23 种肺炎球菌荚膜多糖，已在慢阻肺患者中应用，但尚缺乏有力的临床观察资料。

中医治疗

辩证施治是中医治疗的原则，对慢阻肺的治疗亦应据此原则进行。慢阻肺作为一种慢性消耗性疾病，中医对其有较为有效的治疗经验和方式。在长期的临床实践中发现某些中医治疗方式（汤药、针灸、穴位贴敷等）都具有祛痰、止咳、消炎、平喘、提高免疫力等作用。

如果慢阻肺患者在家里或门诊初期治疗不理想，反而见症状严重加重，肺功能损害严重，或是出现新的体征，心律失常，或出现了并发症，饮食睡眠状况恶化，神志改变，生活自理困难，缺氧和二氧化碳潴留加重，缺乏家庭护理条件等表现，应立即入院诊察治疗，以免延误病情。

稳定期药物治疗是什么？

支气管扩张药既可以短期按需应用以缓解症状，又可以长期应用以减轻症状。

β_2 肾上腺素受体激动剂

主要有沙丁胺醇气雾剂，每次 100～200μg（1～2 喷），定量吸入，疗效持续 4～5 小时，每 24 小时不超过 8～12 喷。

特布他林气雾剂亦有同样作用。

可缓解症状，尚有沙美特罗、福莫特罗等长效 β_2 肾上腺素受体激动剂，每日仅需吸入 2 次。

抗胆碱能药

主要为异丙托溴铵气雾剂，定量吸入，起效较沙丁胺醇慢，持续 6～8 小时，每次 40～80μg，每次 3～4 次。

长效抗胆碱药有噻托溴铵，每次吸入 18μg，每日 1 次。

茶碱类

茶碱缓释片或控释片，0.2g，每 12 小时 1 次；

氨茶碱，0.1g，每日 3 次。

祛痰药

盐酸氨溴索，30mg，每日 3 次。

N-乙酰半胱氨酸，0.2g，每日 3 次。

羧甲司坦，0.5g，每日 3 次。

稀化黏素，0.3g，每日 3 次。

糖皮质激素

适用于重度和极重度患者、反复加重的患者。长期吸入糖皮质激素与长效β2肾上腺素受体激动剂联合制剂，可增加运动耐量、减少急性加重发作频率、提高生活质量，目前常用剂型有沙美特罗氟替卡松、福莫特罗加布地奈德。

急性加重期药物治疗有哪些？

1. 喘息症状严重者，可给予较大剂量雾化吸入治疗，如应用沙丁胺醇 500μg 或异丙托溴铵 500μg，或沙丁胺醇1 000μg 加异丙托溴铵 250～500μg，通过小型雾化器给患者吸入治疗以缓解症状。

2. 抗生素：当患者出现呼吸困难加重，咳嗽伴痰量增加、有脓性痰时，应根据患者所在地常见病原菌类型及药物敏感情况积极选用抗生素治疗。如给予β内酰胺类/β内酰胺酶抑制剂；第二代头孢菌素、大环内酯类或喹诺酮类。如门诊可用阿莫西林/克拉维酸、头孢唑肟 0.25g、每次 3 次，头孢呋辛 0.5g、每日 2 次，左氧氟沙星 0.4g、每日 1 次，莫西沙星或加替沙星 0.4g、每日 1 次；较重者可应用第三代头孢菌素如头孢曲松钠 2.0g 加于生理盐水中静脉滴注，每日 1 次。如果找到确切的病原菌，根据药敏结果选用抗生素。

3. 糖皮质激素：对需住院治疗的急性加重期患者可考虑口服泼尼松龙 30～40mg，也可静脉给予甲泼尼龙 40～80mg 每日 1 次，连续 5～7 天。

4. 祛痰剂：溴己新 8～16mg，每日 3 次；盐酸氨溴索 30mg，每日 3 次，酌情选用。

慢阻肺稳定期非药物治疗有哪些？

慢阻肺的稳定期是治疗的关键期，稳定期的治疗包括药物治疗和非药物治疗。慢阻肺患者稳定期治疗除了药物外，还应进行非药物治疗。

戒　烟

我们知道慢阻肺的发病原因中吸烟是很重要的一个因素，据统计，其中 80％～90％是因吸烟所致，应尽可能戒烟，并远离烟雾缭绕的环境。因为即便是被动吸烟，烟雾中的颗粒等有害物质一样会对我们的肺造成损害。

长期家庭氧疗

氧疗是一种可以有效缓解慢阻肺症状的方法，对慢阻肺慢性呼吸衰竭可提高生活质量和生存率，对运动能力、肺生理、血流动力学和精神状态均会产生良好的影响。可经鼻导管吸氧，氧流量为 1～2 升/分钟，每天吸氧时间 10～15 小时（包括睡眠时间）。目的是使患者在静息状态下，达到 $P_aO_2 \geqslant$ 60mmHg 和（或）使 P_aO_2 升至 90％。

肌肉锻炼

俗话说“生命在于运动”，身体健康，正气充足，就可以抵御外邪侵袭。但慢阻肺患者肺功能损害较多，不适宜剧烈的、长时间的运动，因此应选择适合自身的运动方式、运动强度以及运动时间，起初运动量宜小，缓慢渐进式，逐渐增强运动耐受能力，切勿急于求成。还有就是呼吸锻炼。慢阻肺缓解期的患者肺功能减退，应鼓励患者平时做一些缩唇样呼吸、腹式呼吸及自控缓慢深大呼吸。重点是训练腹式呼吸，协调膈肌和腹肌在呼吸运动中的活动。长期坚持可以收到提高肺功能、改善肺活量的效果。

进行营养支持

慢阻肺患者因咳、喘频作，常常食欲乏乏，易出现营养不良的状况。而营养不良、免疫功能低下和感染是慢阻肺患者的重要致病因素，三者相互作用，互为因果，易形成恶性循环。

慢阻肺稳定期，患者食欲不振的情况因咳、喘病症减轻而改善，恰是调理膳食、补充机体营养的好时期。但应避免高碳水化合物饮食，减少二氧化碳产生可能带来的不利影响。

应用药物应该注意什么？

随着年龄的增长，人体各个器官的功能都在悄然退化，人体的新陈代谢逐渐变得缓慢，所以，老年患者应用药物时，应考虑到老年人本身代谢缓慢的特点，用药时应注意以下几个方面：

1. 用药量不宜过大，一般老年人用药量可以是成年人用药量的3/4～4/5，防止药物代谢缓慢，在体内蓄积引起不良反应。

2. 用药时间不宜过长，无论是单用某药，还是合并用药，时间都不宜过长，容易造成药物在体内蓄积，引起不良反应。

3. 用药种类不宜过多，虽然老年人就诊时常合并其他疾病，但用药力求简而专，尽量减少用药种类，因为所用药物种类越多，药物之间相互作用的可能性越大，于自身病情和身体越不利。有时老年人亦自己给自己看病，今天看这个不错，试试，明天看那个有效，造成了多种药物在体内代谢，很容易产生不可预见的毒副作用。

4. 老年人尽量不要应用缓释片，因缓释片药物释放缓慢，更容易造成药物滞留体内，产生毒性及不良反应。

合并心血管病时应注意什么？

慢阻肺发展到肺心病时，控制心衰，应注意的以下几点：

1. 一般不需加用利尿药，因为慢性肺心病患者一般在积极控制感染，改善呼吸功能后，心衰的情况便能得到改善，患者尿量增加，水肿即可消退，不需加用利尿药，治疗无效的重症患者原则上宜选用作用轻的利尿药，小剂量使用。因为应用利尿药后易出现低钾、低氯性碱中毒，亦可使痰液黏稠不宜咳出和血液浓缩，应注意防范。

2. 慢性肺心病患者会因为慢性缺氧及感染的因素，对洋地黄类药物的耐受性很低，疗效较差，且易发生心律失常，在选用正性肌力药前应注意纠正缺氧，防治低钾血症，以免发生药物毒性反应。

吸入治疗有什么优点？

所谓吸入治疗是指雾化吸入疗法，即将药物制成气雾颗粒或干粉颗粒，以吸入气道和肺内的方式治疗呼吸道疾病的一种治疗方法。和传统的口服给药途径相比，吸入给药有很多优势和优点：药物吸入气道直接作用于呼吸道，局部浓度高，且作用迅速，所用剂量较小，全身性不良反应少。

吸入治疗应注意什么？

吸入治疗作为一种较为新颖的治疗方式，具有作用直接、起效迅速、易于携带、使用方便等优点。但作为一种药物服用方式，吸入治疗仍伴随有一些药物产生的副作用。不正确的吸入方式，将会导致一系列危害的产生。所以，在吸入治疗时应注意以下几个方面：

1. 吸入剂量不宜过大：在临床上，能够适合吸入治疗的药物不是很多。激素则作为最常见的一类被广泛使用。而过量使用激素则会导致肥胖、血压、血糖升高等。所以使用吸入类药物的原则是吸入剂量、浓度、雾量大小要因人而异。总的来讲是要避免一次吸入剂量过大。

2. 保持呼吸道通畅：吸入类药品在使用时会产生大量的药雾，而这种雾会阻塞气道，影响氧气吸入而致缺氧。所以患者尤其是老年患者在每次吸入前应尽量先咳嗽、排痰，或拍背、吸痰。吸入时患者应采取侧卧位，这样有利于保持呼吸道通畅。

3. 保证氧气的吸入：对已有缺氧的患者在雾化吸入中应加大吸氧量，或用面罩雾化给氧。为保证氧气的供给不受太大影响，最好雾量从小到大，缓慢增加至中等雾量即可。

4. 避免过敏反应：吸入类药物在取得较好疗效的同时也会出现一些问题。比如在雾化吸入时吸进大量冷空气，而使呼吸道痉挛。或者是在雾化吸入时因雾化剂中某些生物制剂成分引起过敏反应而致哮喘发作。所以，在吸入药物前应先想到是否有药物过敏史并注意避免过敏反应的出现。一旦发生呼吸道痉挛或哮喘，应立即停止吸入，并给予抗过敏、解痉平喘药物对症治疗，以保障安全为第一原则。

为什么慢阻肺需要使用激素？

糖皮质激素是参与和调节人体多种物质代谢和生理功能不可缺少的重要活性物质，具有抗炎、抗病毒、抗休克、抗过敏等作用，可抑制炎症细胞的活性及炎症因子的表达。在临床上有广泛的应用。

慢阻肺是一种与肺部对香烟烟雾等有害气体或有害颗粒的异常炎性反应相关的疾病。吸烟、大气污染、居室环境污染、生活条件不佳和职业因素都可以成为慢阻肺发生的重要原因。这些病因造成的结果非常相似，即气道炎症。气道炎症是慢阻肺发生的关键环节，几乎与慢阻肺相关所有结构和功能损害均为气道和肺实质炎症的结果。例如，炎性介质释放的蛋白酶导致了腺体的增生和分泌增多，所以慢阻肺患者痰液量大；慢性的炎症反应对肺内小气道反复破坏，最终导致气道重建；慢阻肺的急性加重期的最主要因素是肺内炎症反应的加重等。由此我们不难看出，气道炎症对慢阻肺的发生及发展都起到了主导作用。

基于以上理解，糖皮质激素因起较强的抗炎作用，应该对慢阻肺的治疗起到一定作用。伴随着近年来对药物研究的不断深入。多项临床研究结果表明，吸入或全身应用糖皮质激素通过减轻气道炎症，减少慢阻肺加重的次数，可以降低平均住院天数，提高生存质量，甚至在一定程度上还可延缓患者的肺功能下降速度。

但我们也不可盲目夸大糖皮质激素的治疗效果，毕竟由于长期使用这类药物所带来的副作用也较为明显。应在医生的指导下合理使用激素才能达到预期的治疗目的。

应用激素有哪些注意事项？

应用激素类药物时，应注意以下几个问题：

1. 激素类药物在应用时，必须严格掌握适应症，因个体差异不同制定严格的用药方针，避免因滥用而产生的不良反应和并发症的出现。同时，合理利用本类药物，也会使其在抢救和治疗中起到应有的作用。

2. 长期大剂量使用激素类药物，可引起多毛、肥胖、痤疮、血糖升高、高血压、眼内压升高、水纳潴留、水肿、血钾降低、精神兴奋、胃及十二指肠溃疡甚至出血穿孔、骨质疏松、脱钙、病理性骨折、伤口愈合缓慢或不良等。因此，应避免长期大剂量使用激素类药物。对于原发性高血压、动脉粥样硬化、心衰、糖尿病、癫痫、胃十二指肠溃疡、肠道疾病或慢性营养不良的患者应避免或谨慎使用。

3. 激素类药物对病原微生物并无抑制作用，且由于其能抑制机体的免疫反应，降低机体的防御功能，反而可能使潜在的感染病灶（如结核等）活动和扩散。一般感染时不要应用激素类药物，必须使用本类药物时应将其与足量的有效抗菌药物配合使用。患有重度结核的患者使用时，必须合并使用足量的抗结核药，并根据病情进展及时减量和停用。

4. 对于必须长期使用激素类药物的患者，应防止肾上腺皮质功能减退和血钾降低现象的出现。患者出现胃酸过多时，应加服抗酸药。长期大量用药还应注意增加蛋白饮食，并适当加服钙剂和维生素 D，以防止钙流失及抽搐。当患者病情得到控制后应延长服药周期，减少库欣综合征发生的几率。

5. 停药时要注意逐渐减量，不可骤停，以免病情反复或出现肾上腺皮质功能不足症状。

激素使用后都会有哪些副作用？

慢阻肺患者因其病理因素对外界抵抗能力较弱，易感染炎症。使用糖皮质激素，尤其是全身使用，可长时间维持药物作用，增强抗炎效果。临床研究证明，慢阻肺患者，经糖皮质激素全身使用治疗后，虽不能降低病死率，但可有效减少慢性阻塞性疾病急性加重的次数，并可改善肺功能和健康状况。

但长期全身使用糖皮质激素会对患者造成全身的不良反应。主要表现在以下几个方面：

1. 库欣综合征：多见于长期使用糖皮质激素者。具体表现为向心性肥胖、皮肤变薄、痤疮、多毛、水肿、高血压、血糖升高等。停药后可自行消失。

2. 对骨骼肌肉系统的影响：全身使用糖皮质激素可诱发骨质疏松。对于慢阻肺的患者，因其肺功能下降而致活动量少，更易发生骨质疏松。长期使用激素的患者较不使用激素者易出现腰椎骨密度降低、椎骨骨折、无菌性股骨头坏死，且前两者可造成脊柱变形，进一步影响肺功能。

3. 诱发或加重感染：糖皮质激素能抑制机体的免疫功能。这种作用可以诱发新的感染（包括细菌、病毒和真菌感染）或加重机体的原有感染。有报道称，慢阻肺患者因肺炎入院治疗，使用糖皮质激素的患者因肺炎的年入院率显著高于未使用激素者。因此在使用糖皮质激素全身用药疗法前，应注意患者感染是否被控制或是否存在潜在的感染，并注意是否存在结核灶。

4. 代谢紊乱：糖皮质激素对糖、蛋白质、脂肪、水电解质代谢都有影响，全身使用可引起血糖升高、肌肉萎缩、脂肪重新分布、水肿以及各种电解质紊乱。

短效 β_2-受体激动剂的作用有哪些？

慢阻肺患者在临床上的最主要表现为因气道狭窄而引起的不完全可逆性气流受限。这里所提到的不完全可逆就是指在大多数情况下，通过应用支气管扩张剂，使气管内气流的受限程度降低，从而达到改善肺内气体的排出、降低慢阻肺患者肺内过度通气症状、提高患者的运动能力和生活质量的目的。临床上常用的支气管扩张剂有三类：β_2 受体激动剂、抗胆碱能类药物和茶碱制剂。而 β_2 受体激动剂作为缓解急性症状的一线药物而被经常使用。

β_2 受体激动剂通过作用在广泛分布于气道平滑肌、纤毛上皮细胞、气道内皮细胞、末梢血管内皮细胞、肥大细胞、中性粒细胞和淋巴细胞，使 β_2 受体数量及活性迅速下降，敏感度降低，从而使气道平滑肌松弛，抑制肥大细胞、中性粒细胞释放炎症介质和过敏介质，增强纤毛运动，减轻气道黏膜下水肿等。常用的 β_2 受体激动剂根据药品的起效快慢及作用维持时间可分为短效 β_2 受体激动剂和长效 β_2 受体激动剂。短效 β_2 受体激动剂，顾名思义，就是作用时间与长效的同类型药品相比较短。本类药品一般在数分钟内起效，10～30 分钟内血药浓度达到峰值，作用时间可维持在 4～6 个小时。在临床上多用于急性发作时缓解症状使用。

现今常用的短效 β_2 受体激动剂主要包括沙丁胺醇、特布他林、丙卡特罗等。沙丁胺醇是一种治疗效果被广泛证实的 β_2 受体激动剂。因其服用方便、局部刺激小、安全性高等优势，在临床上多用于支气管哮喘、慢阻肺的预防和治疗。特布他林能有效地改善支气管哮喘、慢阻肺患者的肺通气功能、有效地降低气道阻力，在临床上常作为治疗支气管哮喘和慢阻肺的首选药物。丙卡特罗为强效的 β_2 受体激动剂，具有明显的支气管扩张作用。相较于前两者，丙卡特罗的作用时间更长且有明显的镇咳和抗过敏作用。故在临床上多被用于支气管哮喘、喘息性支气管炎、慢阻肺的症状缓解。

长效 β_2-受体激动剂的作用有哪些？

长效 β_2 受体激动剂于短效 β_2 受体激动剂的作用机制先类似，通过对 β_2 受体的拮抗作用来缓解呼吸道症状。但其作用时间较长，一般情况下可以维持 12 小时。近年来，伴随着对长效 β_2 受体激动剂研究的不断深入，使其在药物的起效时间及稳定性等方面都有了长足的进步。当下较为常用的长效 β_2 受体激动剂主要有沙美特罗、福莫特罗、班布特罗和克伦特罗等。

沙美特罗是沙丁胺醇的衍生物，是新型的选择性长效 β_2 受体激动剂，作用时间可维持在 12 小时。其作用特点为可直接作用于呼吸道平滑肌 β_2 受体，解除平滑肌痉挛；也可直接作用于炎症细胞表面，从而对炎症细胞的激活起抑制作用。

此外，还能通过抑制由气道反应性和抗 IgE 抗体增高而引起的皮肤红斑。

福莫特罗的扩张支气管作用长而持久，而且具有明显的抗炎、抗过敏和抑制肺水肿效果。其起效时间比沙美特罗要短。福莫特罗主要适用于慢性稳定型哮喘和慢阻肺的维持治疗以及对急性发作预防，尤其适用于有明显夜间症状的患者，有报道显示，合理使用福莫特罗后可明显减少喘息夜间发作的次数。

班布特罗和克伦特罗为口服给药，作用时间长，一般可持续 24 小时。这两种药物通过抑制内源性致起到痉挛的物质释放来使气道平滑肌舒张。还可通过增强纤毛的摆动能力来通畅气道。临床上多将其用于起到痉挛的缓解。但由于其容易造成心律失常等副作用，仅在患者不能耐受吸入治疗时使用。

虽然近年来伴随着对长效 β_2 受体激动剂研究的不断深入而使其起效速度逐渐加快。但对于病情较为严重后果的患者来说依旧略显不足。所以在临床上常采用联合用药的方式来增强疗效。常见的联合用药方式主要有长效 β_2 受体激动剂与抗胆碱能药物（沙丁胺醇、异丙托溴铵等）和茶碱制剂联合应用。

抗胆碱能药物有哪些？

谈到抗胆碱能药物就不得不谈到人体的胆碱能神经，这类神经在人类及大部分哺乳类动物关于肺神经的调节方面起了至关重要的作用。胆碱能神经所释放的乙酰胆碱，可以和气道平滑肌及肺血管内的 M 受体相结合。这种结合作用可使气道平滑肌收缩，黏液分泌量增加以及血管舒张。而上述这些反应均是引起慢阻肺患者病情加重的重要原因。

抗胆碱能药物可以选择性地作用于支气管及肺组织中的 M 受体，与胆碱能神经所释放的乙酰胆碱相竞争，减少其与 M 受体的结合。此外，有研究证实，抗胆碱能药物能通过与外周气道的 M_2 受体结合，来减少乙酰胆碱的释放量。

慢阻肺患者作为因其病理性因素所致，气道内胆碱能神经兴奋性较高，且胆碱能神经反射较强，所以，抗胆碱药物在慢阻肺治疗中往往较为有效。临床上常用的抗胆碱药物主要包括异丙托溴铵、噻托溴铵、异丙东莨菪碱和氢溴酸东莨菪碱。

异丙托溴铵为早期抗胆碱药物阿托品的异丙基衍生物，对支气管平滑肌上的 M 受体有较高的选择性。本品松弛气道平滑肌的作用较强，多用于解除乙酰胆碱引起的气道平滑肌痉挛。目前临床上多将其作为辅助药物与 β_2 受体激动剂联合使用，取得较好疗效。

噻托溴铵为第二代抗胆碱能药物，属于长效 M 受体拮抗剂。结构与异丙托溴铵相类似，但对 M 受体的亲和力却是其 10 倍以上。噻托溴铵能产生扩张支气管平滑肌的作用。这种作用有很高的选择性，其作用速度为异丙托溴铵的 100 倍以上。口服的噻托溴铵不易被人体吸收，所以，现行的常用临床给药方式为吸入给药。这类药物常用于慢阻肺患者的长期维持治疗，可明显改善呼吸困难、提高耐力、减少急性加重次数。

异丙东莨菪碱为东莨菪碱的异丙衍生物，具有较强的支气管扩张作用。本品起效快、作用强，且对心血管影响较小。临床上多以气雾剂的形式用于支气管哮喘及哮喘性支气管炎。

氢溴酸东莨菪碱对唾液腺、支气管及汗腺分泌的作用较强，但对支气管平滑肌的作用较弱。且一般治疗剂量便可出现呼吸加快及烦躁不安等中枢兴奋症状，已很少用于呼吸系统疾病的治疗。

茶碱药物有哪些？

茶碱是茶中所含的白色不定形的结晶状生物碱，与咖啡因有类似的结构和作用，可从红茶及绿茶中提取。茶碱类药物作为一种非选择性磷酸酯酶抑制剂，具有舒张支气管平滑肌、刺激儿茶酚胺释放、调节免疫机制以及抗炎等方面的作用。

目前已知的茶碱类药物及衍生物有 300 余种。当下，临床上较为常用的类型主要包括氨茶碱、二羟丙茶碱、多索茶碱和思普菲林等。

氨茶碱类药物是临床上使用最多且国内应用最为广泛的一类茶碱类药物。其本身水溶性较高，更易于溶解和吸收。但缺点是局部刺激大，口服用药通常会感到恶心、呕吐、食欲下降等胃肠道刺激反应以及焦虑、烦躁、头痛、心慌等中枢神经兴奋反应。临床上，单次用量和服药方式都较为谨慎。

二羟丙茶碱，既人们通常所指的喘定，是一种茶碱的中性制剂。对胃肠道的刺激较小，心脏副作用也较为轻微，仅为氨茶碱的十到二十分之一。尤其适用于伴有心动过速以及不能耐受茶碱的哮喘患者。

多索茶碱，为茶碱的一种衍生物。其对支气管的扩张作用为氨茶碱的 10～15 倍，同时又具有镇咳的作用，在人体内作用时间长，且无药物依赖型。至今没有研究显示多索茶碱对中枢及胃肠道有刺激作用。因其对支气管的扩张作用，在临床上多用于支气管哮喘、哮喘性支气管炎及其他支气管痉挛引起的呼吸困难。

因茶碱的可治疗范围较小，且不良反应常见，其在临床上的使用受到了一定的限制。但近年来的一些临床研究发现小剂量的茶碱制剂具有抗炎和免疫调节的作用，再次使这类药品作为临床常用药物被人们所关注。

祛痰药物的作用有哪些？

祛痰药，顾名思义，就是将通过一系列方式使痰液从体内排出体外，使用祛痰药物的目的作用，大体上来说有两个方面：一是通过减少痰液来消除气管阻塞减轻症状，并减少并发症的产生。二是对加速难咳性痰液的排除并使其作为诊断和用药依据。

慢阻肺作为呼吸系统的常见病，咳嗽、咳痰以及喘息症状往往伴随整个病程。这三种症状互为因果，如痰液在气管内蓄积，可刺激气管黏膜引起咳嗽，当阻塞程度加重时则会因通气量严重不足而诱发喘息，有时甚至可诱发感染，加重慢阻肺症状。合理应用祛痰类药物可以缓解上述三种症状，减小急性加重的概率。

同时，痰液作为判断疾病严重情况及病情进展的一个重要因素，应在第一时间加以采集和化验。痰的颜色（黄色、绿色、棕色）和性质（如由清稀转为黏稠或脓性）是感染存在的重要标示。痰液的实验室检查可帮助医生获取更多信息，如鳞状上皮细胞的存在常提示痰液来源于喉部以上；若存在巨噬细胞，则痰液多来自于气管及支气管。痰液中嗜酸细胞比例上升的患者往往存在过敏反应；若脓性痰中中性粒细胞占优势则经常提示为感染性炎症。对于痰液难以咳出的患者，使用祛痰药物可以促使其痰液排出，方便进一步诊断和治疗。

虽然祛痰药物在临床治疗中经常被使用，但因其所具有的副作用，在用药时还需注意以下几个问题：

1. 不要单纯应用祛痰药，应与湿化气道、通过改变体位排痰等方式结合使用，往往能收到较好的效果。

2. 某些类型的祛痰药（如恶心性祛痰药）能引起恶心、呕吐、胃痛、便秘等一系列胃肠道副作用，使用时剂量不要过大。

3. 对患有慢性支气管炎的病人，要选用黏液溶解性祛痰药（如溴己新、氨溴索等）。这类药物可以增强患者的排痰功能，利于痰液的排出。

4. 祛痰类药物的禁忌症：有胃肠道疾病如胃溃疡的患者慎用；支气管哮喘的患者慎用；有出血倾向的患者如肺出血、急性肾炎的病症的患者慎用。

常用祛痰药物有哪些？

祛痰药有助于将支气管内的分泌物排出体外，其作用原理为降低分泌物的黏稠性或通过增加呼吸道内液体量，来达到稀释痰液的目的，使其能更顺利地排出体外。根据其作用原理可将祛痰药分为恶心性祛痰药、刺激性祛痰药、黏痰溶解药、黏液调节剂几类。

恶心性祛痰药和刺激性祛痰药的药物作用较为相似，都是通过刺激胃黏膜的迷走神经，引起轻度恶心，反射性地引发支气管分泌增加，稀释痰液，使其易于咳出。但这两类药品均会对肝肾功能造成严重损害，长期服用容易引发离子紊乱而危及生命。且患者对服用药物后所产生的恶心、呕吐、头痛、腹泻等副作用常无法耐受，故临床上已经基本不使用本类药物。恶心性祛痰药和刺激性祛痰药主包括氯化铵、碘化钾等。

黏痰溶解药多使用气雾吸入的给药方法，直接与气管支气管内的黏液相结合，破坏黏液细胞中的蛋白成分，来达到降低痰液粘滞性使其易于咳出的目的。

黏痰溶解药虽然也会出现恶心、呕吐、胃炎等胃肠道副作用，但起严重程度要远小于恶心类祛痰药和刺激性祛痰药。但由于其气雾给药的方式可引起支气管痉挛，故支气管哮喘和严重的呼气道阻塞患者禁止使用本类药品。大家所熟悉的富露施、美可舒、痰易清等均属于本类药物。

黏液调节剂作为现在最为常见的祛痰药物，因其疗效好且副作用小，在临床上被广泛应用。这类药物的主要作用机理是增加支气管纤体的分泌，促进肺部表面活性物质的产生，加强纤毛摆动，从而达到稀释痰液，增强排痰功能的目的。尤其适用于慢阻肺伴有排痰功能不良的患者。本类药品所产生的胃部不适感小，且极少会引起过敏反应，在临床上较易于被患者接受。黏液调节剂主要包括盐酸溴己新、厄多司坦、羧甲司坦、盐酸溴环已胺醇、氨溴特罗等不同类型。现行常用的沐舒坦、吉诺通等均为本类药物。

常用镇咳药物有哪些？

咳嗽是一种清除气道内痰液及其他阻塞物质的突然爆发性呼气动作，是机体受到刺激时的自我保护性反射活动。咳嗽有助于保护肺脏、将肺内的痰液及异物咳出、保持正常的呼吸作用。

而呼吸系统疾病的患者因其疾病因素诱导，咳嗽比较频繁。长时间的咳嗽会对患者自身肺脏造成损害，且会进一步加重心脏负担，引发致死因素的产生。所以，针对患者咳嗽症状使用镇咳药物进行治疗，不仅可缓解病人症状，还能降低其生存风险，提高生活质量。

镇咳药根据其作为部位的不同主要分为中枢性和外周性两

类。直接抑制脑延髓咳嗽中枢神经，发挥镇咳作用的药物称为中枢性镇咳药；抑制咳嗽反射弧中的感受器、传入神经、效应器中某一环节而起到镇咳作用的药物称为外周性镇咳药。

中枢性镇咳药中包括麻醉性和非麻醉性两大类。麻醉性以可待因为代表，这类药物具有镇咳、止痛和轻度镇静的效果，对于缓解痛性咳嗽具有较好的疗效，此外，麻醉性中枢镇咳药还对呼吸道黏膜有干燥作用，可能发生恶心、呕吐、便秘等副作用，正常剂量使用不会出现成瘾性。非麻醉性以磷酸苯丙哌林为代表，这类药物对咳嗽中枢有抑制作用，不会抑制呼吸。可解除支气管平滑肌的痉挛，不引起胆道和十二指肠的收缩，不引起便秘，也无耐受性和成瘾性。

外周性镇咳药通过改变呼吸道液体的产生量和黏稠度，或通过舒缓支气管痉挛来减少咳嗽的发生。主要可分为润药、局部麻醉药、湿化气溶胶等。润药以金合欢、甘草为代表，对喉以上部位产生的咳嗽具有较好效果。局部麻醉药以利多卡因为代表，多用于抑制支气管镜和支气管造影前的咳嗽反射。而湿化气溶胶则是将氯化钠、桉树脑等物质加入水中，以气溶胶的形式吸入来达到镇咳的效果。

使用镇咳类药物时应注意以下几个方面：

1. 药物过敏者禁止使用。有很多患者因自身遗传等原因对多种药物过敏，临床上经常可以见到有服药后出现皮疹、咳嗽、喘息、发热等过敏反应的患者根本不清楚上述症状所产生的原因。要注意，一旦曾经有过敏反应经历或此次服药后出现过敏反应的情况一定要在第一时间告知医生，避免危险的出现。

2. 心肺功能和（或）肝肾功能不全者慎用。某些镇咳类药物通过抑制神经兴奋性而使心跳及呼吸减慢，对本身有心脏及肺功能不全的患者容易引起危险。另外，大部分镇咳类药物都是经由肝脏或肾脏代谢的，有肝肾功能不足症状的患者应慎用。

3. 消化系统疾病的患者慎用。某些镇咳类药物对消化道刺激作用较为明显，容易引起胃肠道反应，如恶心、呕吐、上腹部疼痛、消化不良、腹泻等。有消化系统疾病，特别是溃疡类疾病的患者，应慎重服药，以免出现消化道出血症状。

此外，诊断不明的急腹症患者；失血性大肠炎及细菌性痢疾患者；休克、昏迷或心力衰竭患者；急性酒精中毒者；支气管哮喘急性发作患者都应禁止服用本类药物。

慢阻肺患者为什么要慎用安眠药？

慢阻肺患者往往因呼吸功能下降、服用多种药物等因素多合并有明显的睡眠质量下降现象，如睡眠不足、睡眠不稳、易早醒、不易入睡等睡眠障碍表现。为了能够提高睡眠质量，病人往往都会选择服用镇静安眠类药物来进行辅助。这种现象较为普遍，却存在一定的危险性。

所谓镇静安眠药物一般指的是巴比妥类和苯二氮卓类。此类药物通过抑制中枢神经系统，缓解和消除兴奋、不安，并能促进和维持生理性睡眠。大剂量使用时还可有麻醉作用。此类药物可对呼吸中枢造成抑制，可造成二氧化碳的潴留。对本已有呼吸系统衰竭的慢阻肺患者来说，无疑是相当危险的。慢阻肺对镇静安眠药物的使用一定要特别谨慎，一旦超过用量则可能引起急性呼吸衰竭的产生，从而危及生命。

如何延缓慢阻肺病情进展？

慢阻肺患者病情的发生和发展往往与环境因素紧密相关。

环境因素主要包括吸烟，职业暴露于有毒气体、粉尘等，由燃烧有机燃料和煤炭等造成的室内空气污染以及室外空气污染等。如果能够在以下几个方面提高注意，就能远离这些有害的因素，则可在一定程度上减缓慢阻肺病情的发展。

戒 烟

吸烟是慢阻肺最主要的危险因素。研究显示有15%～20%的吸烟者会发展成为慢阻肺。吸烟水平与慢阻肺存在剂量反应关系，随着吸烟水平的增高，发生慢阻肺的危险性增高，死亡率上升。所以，慢阻肺患者一定要戒烟。

避免职业暴露，远离有害物质

职业暴露是慢阻肺的一个被低估的危险因素。很多患者因为其工作性质原因，即使在已明确病情的情况下仍长时间地暴露于高危险因素中。这些高危因素主要包括有机和无机粉尘、化学制剂和烟雾等。长期与这些有害物质接触会进一步加重患者病情。所以，慢阻肺患者如果在工作或生活中经常遇到这些危险因素，应尽快远离其影响范围。

避免室内空气污染

早期的室内空气污染主要来源于厨房内的油烟以及用于取暖的生物燃料（如木材、煤、动物粪便等）不完全燃烧产生的废气。而当下最严重的污染源则来自于新装修居室内的有害气体（如苯等）。这些气体常由于室内通气状况不佳而大量蓄积，从而对人体呼吸道造成损害。呼吸系统疾病尤其是慢阻肺的患者应，远离室内污染源，尽可能避免此类状况的出现。

减少感染的发生

慢阻肺本身就是由多种炎症细胞和炎症介质参与的慢性气道炎症反应，再加上患者自身抵抗能力弱，营养摄入不佳，很容易造成气道感染，使病情加重。所以慢阻肺患者要保持良好的生活习惯，科学锻炼，均衡饮食，有意识地远离可能诱发感染的环境。努力增强自身抵抗能力，减少机体感染的发生。

为什么说慢阻肺患者加强营养至关重要？

慢阻肺是一种呼吸系统主要的慢性致残和致死性疾病。随着本病病情的不断进展，大多数患者都会出现形体消瘦和体重下降等营养不良的症状。临床上对慢阻肺患者的治疗主要以抗炎、祛痰、解痉等改善患者通气功能为主，却往往忽视了评价患者的营养状况以及给予适当营养支持的问题。

慢性消耗性疾病患者发生营养不良是一个相当普遍的现象，而慢阻肺患者出现营养不良的情况则更为严重。据国外不完全统计，其疾病进展过程中发生营养不良的概率为24%～71%。长时间的营养不良可使慢阻肺患者呼吸系统及机体防御系统可产生显著不良影响，对呼吸肌的损害主要是减少呼吸肌重量，减弱呼吸肌强度，对通气功能的损害主要体现为呼吸肌耐力的降低。

慢阻肺患者营养不良的原因主要有以下几个方面：

1. 慢阻肺患者因为长期缺氧、高碳酸血症、心功能不全及胃肠道瘀血等因素引发食欲不振、吸收功能下降，造成可吸收的总营养量减小，导致体重降低，营养不良。

2. 慢阻肺患者缺氧、呼吸频率上升，呼吸功增加引起能量消耗增多从而造成营养不良。

3. 慢阻肺急性加重期的应激反应，厌食和并发的肝肾功能异常也会加重营养不良的发生和发展，甚至引起呼吸肌结构改变。

4. 严重的营养不良还可造成机体的免疫功能减退，呼吸道炎症感染的发生率增加，使病情加重而迁延难愈从而加重营养不良的症状。

5. 某些激素类药物抑制了机体蛋白的合成或促进了蛋白的分解，造成营养不良。

针对慢阻肺患者营养不足的以及因此而产生的一系列问题，我们要对其采取必要的、合理的、个体化的能量支持，改善其营养不良症状，提高生存质量。

慢阻肺患者为什么要排痰？

大多数慢阻肺患者各器官系统功能减退，抵抗力下降，呼吸道黏膜萎缩，纤毛运动不良，极易因外界因素诱发肺部感染。又可因咳嗽、咳痰能力下降使分泌物潴留，阻塞气管，继而严重降低肺部的气体交换功能使疾病久治不愈。所以，对慢阻肺患者尤其是高龄慢阻肺患者，有效协助其排痰，清除呼吸道分泌物，可以缩短病程，减轻患者痛苦，并有效地预防呼吸衰竭、肺不张及呼吸道再感染。

慢阻肺患者如何排痰？

当下，临床上常见的排痰方法分为药物排痰法和物理排痰法。药物排痰多是指患者在医生的指导下使用口服药物或雾化吸入药物，稀释气管内的痰液，加速纤毛摆动，以促进痰液的排出。药物排痰法虽对患者排痰有较好疗效，但若单一使用很容易造成药物的耐受以及副作用的产生。所以，现行的临床排痰多是以药物和物理两者联合应用。

所谓物理排痰法是指借助人工及外界器械，对患者身体的一定部位进行叩击，对附着于支气管黏膜表面的黏液和代谢产物起松弛作用，使其能较为顺利地排出体外。临床上，物理排痰可分为手工叩击法及机械叩击法。近年来，随着相关领域科技的进步，及国外先进仪器技术的引进，机械叩击法正逐步取代手工叩击法成为临床上主要的物理排痰方式。机械排痰仪根据物理定向叩击原理，对排除和移动分化的黏液按照选择的方向排出体外，具有叩击力道均衡、持久，节律均匀，穿透性强等优势。临床研究显示，对慢阻肺患者使用机械排痰仪治疗4天后，患者的排痰量可有明显增加；治疗10天左右，排痰量有所减少，血氧饱和度明显升高。

慢阻肺患者总住院时间毕竟较短，接受机械排痰仪治疗时间也相应较短。且一般家庭也无法担负长期使用机械排痰的治疗费用。所以，缓解期患者在家中休养时，仍要以手工排痰为主。正确的手工叩击排痰法操作步骤为：首先帮助患者翻身变动体位，在病情允许的情况下，最好取半坐卧位或坐位。家属或护理人员将手空心握拳，适度拍打患者背部由下至上，由外到内反复进行5～10分钟。然后指导患者进行深吸气，用力将痰液咳出。如果患者痰液黏稠，可先给患者喝温开水后再排背排痰，这样可使痰液稀释，排痰效果更好。

什么是肺性脑病？

肺性脑病又称肺气肿脑病、二氧化碳麻醉或高碳酸血症，是因各种慢性肺胸疾病伴发呼吸功能衰竭、导致低氧血症和高碳酸血症而出现的各种神经精神症状的一种临床综合征。有研究表明，患者发生肺性脑病后，神经系统损害的发生率约为53%，病死率近30%，是一种极其危险的高致死率疾病。

慢阻肺患者并发肺性脑病的主要临床特征为原有的咳嗽、咳痰、胸闷、喘息等呼吸系统衰竭的症状加重，并出现一系列精神症状如神志恍惚、嗜睡、胡言乱语、四肢抽搐甚至昏迷，以男性多见。其临床表现出呼吸系统的症状外，还有头痛、头晕、恶心、记忆力减退、精神亢奋、多语、失眠等意识障碍反应及四肢肌肉震颤、视乳头水肿、视网膜出血等神经症状。

慢阻肺或肺心病患者常因右心功能不全致胃肠瘀血，进食减少，以及利尿剂的使用，容易出现电解质紊乱，尤其以低钾、低钠、低氯多见。并且慢阻肺患者多有通气障碍，部分患者还可能合并有呼吸衰竭，在此基础上若再合并呼吸道感染，可引起和加重缺氧和二氧化碳潴留的发生，这两种情况都可能引发患者的神经系统异常，诱使肺性脑病发作而使患者出现生命危险。

为什么慢阻肺患者要长期、规范地治疗？

要弄清这个问题，我们先要明确慢阻肺患者的治疗目标。根据目前的医疗科技水平和广大患者对慢阻肺理解能力，目前对于慢阻肺的治疗目标是减轻患者症状，阻止病情发展，缓解或阻止肺功能下降，改善活动能力，提高生活质量，降低致死率。

慢阻肺患者的疾病病程通常较为漫长、迁延难愈。且伴随着病情的不断加重，甚至可以影响到病人的工作和生活。又因为慢阻肺患者的自身抵抗力较低，容易因各种因素使病情反复加重，甚至能危及生命。为减少上述情况的发生，慢阻肺患者通常需要制定长期、规范化的治疗方案。比如，作为患者及患者家属应对慢阻肺的疾病特点，加重时的诱发因素和当前能够进行的治疗方式有较为正确的理解和认识，树立长期治疗的理念。对患者自身情况有较为全面的理解，能在患者出现咳嗽、咳痰、喘息症状加重时及时就医，缓解症状，并坚持治疗，减少再次发作几率。

鉴于目前临床上尚无可以“根治”慢阻肺的药物，且现行的临床用药通常也伴随有一定的副作用，剂量过大时甚至可危及生命。作为患者及家属切不可盲目服用，以免发生危险。只有与医生密切配合，选择当前最有效治疗方式，制定并执行长期、规范的治疗计划才会使疾病向好的方向发展。

慢阻肺本身的致病因素较为复杂，所以产生的临床表现也是多种多样。慢阻肺患者之间往往存在着相似的症状，但也会出现不同的临床表现。如有的患者偏向于呼吸困难，而有的患者则是以营养不良为主，还有的患者则是因烦躁、抑郁等精神症状就诊。因此，根据每个患者不同情况，制定相应的治疗计划和康复措施，是慢阻肺患者长期治疗中必不可少的一环。

流感疫苗、肺炎疫苗能预防慢阻肺吗？

健康人的呼吸道内细菌含量较少，一般不足以引起炎症反应。且气道自身清除作用能使其数量保持在一个较小的范围内。但慢阻肺的患者因为其气道炎性反应增高、肺功能降低等原因，使呼吸道内的自我清除和防御功能下降，从而导致细菌及病毒明显增多。这种增多一旦超过了一定阈值，便会反作用于气道，诱发新的炎症反应，使病情快速进展。

流感疫苗和肺炎疫苗均可诱导人体自身的免疫系统产生抗体，从而应对有可能发生的感染性炎症，属于较为早期的预防治疗模式。其中流感疫苗是在“失活”病毒的基础上研制出来的，主要在病毒性流感大规模出现前使用。而肺炎疫苗则是针对反复出现肺部细菌感染的人群使用。从两者的药物作用上看，从理论上讲，两种疫苗都会对慢阻肺的发生起到一定的预防作用。

临床研究证实，使用疫苗确实可减少支气管炎症急性发作的次数，同时可以减少季节因素对气道炎症发作的影响。但目前尚无明确的预防医学研究可以证实接种疫苗对慢阻肺患者能起到预防或治疗作用。

慢阻肺与哮喘治疗方案相同吗?

支气管哮喘与慢阻肺同为呼吸系统疾病，两者有相似之处，但却不完全相同。就像是两个不完全叠在一起的圆，既有重叠之处，又有各自的领域。

两者的最大的共同之处在于：均与气道的炎症反应有关，都可因为炎症反应使患者气管支气管通气功能下降，气流受限。并由此产生一系列的临床症状，如喘息、憋闷等。有时两者可同时存在。

虽然有相似之处，但两者归根结底仍为不同的两种疾病。临床上可以根据病史和简单的肺功能检测容易将哮喘与慢阻肺区分开来。哮喘和慢阻肺虽都是以气流受限为特征，该病进展缓慢，多为老年时期被诊断，症状几乎没什么可变性，对支气管扩张剂和皮质激素类药物反应较差。

针对两者既相似又不同的特点，在临床治疗上，两者的治疗方式也不尽相同。哮喘患者通常对 β_2 受体激动剂较为敏感，对抗胆碱能药物反应度也较高且对皮质激素反应良好。而慢阻肺患者虽然也在应用这几种药物，但皮质激素类药物的疗效却不及哮喘患者。

当前临床上慢阻肺的主要治疗方案为：对于轻度的患者，推荐使用短效支气管扩张剂，若无效可加用茶碱制剂；对于中度或重度患者，需按时吸入长效 β_2 受体激动剂配合抗胆碱能药物及糖皮质激素联合使用（如舒利迭、信必可等）。观察是否仍有症状，可酌情加入茶碱类制剂。

中医是如何认识慢阻肺的？

慢阻肺以咳、痰、喘反复发作为主要临床表现，中医归于咳嗽、喘证、肺胀的范畴。本病多因久咳、久喘、久哮等肺系疾病反复发作、经久不愈，延及五脏，而重在肺、脾、肾三者也。患者体虚或久病体衰，而外感邪毒，邪入肺络，恋之不去，使病情反复而久不愈。

中医学将慢阻肺的发病原因归为以下几类：

肺气虚

中医认为，肺主气，肺气通畅，呼吸功能才能正常运行，久咳伤肺或年老体弱、肺气不足则肺气不宣、清肃之令失常，气道不利、上逆而咳而喘、肺的功能失调是咳喘的主要原因。正如《诸病源侯论》中所提到的“肺主于气，邪乘于肺则肺胀，胀则肺管不利，不利则气道涩，故气上喘鸣，鸣息不通。”肺虚日久，致易感外邪，复伤肺气，甚则传变他脏。《内经》有云：“五脏六腑皆令人咳，非独肺也。然肺为气之主，诸气上逆则呛而咳，是咳嗽不止于肺，而亦不离乎肺也。”说的正是这个道理。

脾肾虚损

脾属土，肺属金，土生金而脾为母肾为子；肺病日久，子耗母气，脾气亦虚，水津停滞，积而为饮，饮聚为痰，痰随气上逆则咳喘不已，久则痰塞于肺加重肺胀；咳喘日久，积年不愈，反复发作，肺脾既虚，累及肾脏，必致肺肾俱虚，肺宣发肃降失司而气滞，肾不纳气而气逆，当升不升，当降不降，脾肾之气不能交相贯通而致清气难入，浊气难出，滞于胸中，闭塞于肺而胀满。这正与慢阻肺患者活动后喘息加重、营养不良、免疫功能下降相符合。

外感六淫

肺上连气道、喉咙，开窍于鼻，外合皮毛，内为五脏华盖，其气贯通它脏，不耐寒热，是为娇脏，宣行卫阳之气，肺气宜宣宜降。病久则肺虚，卫外不固，邪易乘袭。外感六淫、饮食失宜、劳倦过度、情志失调等皆可诱发本病，但以外感六淫为首。年老、久病本虚患者，肺气亏虚，卫外不固，或者患者嗜烟，损伤肺脏，卫外功能减弱，六淫之邪反复乘袭，肺气更伤，喘证反复发作，邪实与正虚互为因果，必然是正气日愈虚弱，病情日益加重。若肺气为风、寒、暑、湿、燥、火等邪气所雍塞，肺失宣降，则出现咳嗽、咳痰、气促、胸闷等症状。

痰瘀内阻

肺居上焦，通调水道；脾主中焦，运化水谷精微；肾处下焦，蒸化水湿，分清泌浊。若肺失通调，脾转输无权，肾蒸化失职，则导致水液停积，痰湿内生。而瘀血的形成，一方面与气虚行血无力有关，另一方面也与痰湿内阻有关。且疲血又会进一步导致痰浊内生。痰饮是由津液运化失常而成，癖血乃气血失调，血行不畅而致，痰癖常常互结为病，因痰致瘀，因瘀致痰。

这些发病原因往往不是单一出现，而是多个同时或交互出现，且可相互影响。中医在临床诊疗上，多从整体辩证角度入手，综合分析多种致病因素，辨证施治往往可取得较好疗效。

中医为什么特别关注“痰”？

中医所讲的“痰”，与临床上患者吐出的痰液并不完全相同。中医所说的痰是指一种人体的病理状态，有些类似于炎症时所分泌出的物质。它不仅仅存在于肺，而使会对全身造成影响。“痰”在中医辨证治疗中占有很高的地位。

慢阻肺长期反复急性发作，迁延不愈，导致肺、脾、肾虚损，为痰的产生提供了病理基础。痰成之后，又作为内源性致病因素作用于人体，痰阻于肺，肺失宣肃而见咳嗽、咳痰、气喘等症。痰蕴于肺，肺失宣降，腠理失于疏泄，卫外不固，外邪极易入侵。外邪入侵，又每借有形质者为依附，蕴贮于肺之痰浊是外邪最好的附着物，外邪与痰浊相合，胶着难去，危害机体。临床上常见的多种表现皆是由痰而引起，如咳嗽、咳痰黏稠、量多色白、胸闷、喘促等为痰浊阻肺所致，咳嗽、咯黄稠痰、喘促息粗等为痰热郁肺所致，嗜睡、神志恍惚、似醒似寐为痰浊蒙蔽清窍所致，神昏谵语、甚或昏愦不语为痰热内闭，窍机闭阻所致。

痰邪与血瘀的产生也有密切的关系。血瘀是慢阻肺病程中的必然病理。临床常出现唇甲青紫、面色黎黑、肌肤甲错、胁下痞块、舌质暗红或紫暗或有瘀斑、脉涩等表现。血瘀络滞，五脏六腑营养障碍而功能受累，可导致机体抵抗力低下，易致外邪侵袭，引起慢阻肺反复急性发作。痰阻遏气机，尤其郁阻肺气，肺气被郁，失于宣降，气行不畅则百脉不通，可形成或加重瘀血。

痰是慢阻肺的重要病理产物和致病因素，痰浊内蕴是慢阻肺反复急性发作的重要内因。中医通过关注痰的性质及痰的产生因素，来判断病程病势，对症治疗，以期取得良好效果。

什么是中医所谓的“偏虚”、“偏实”？

中医学讲求辨证论治。对疾病的表现进行辩证诊断，是中医学诊断的特有内容，是立法处方的重要依据。只有变证清晰准确，才能治法得当，药到病除。

慢阻肺是一种慢性疾病，迁延日久而难愈。病势时轻时重，颇为复杂。中医学针对这一特性，常以虚实辨之。根据其偏虚、偏实，对症用药。

所谓偏虚，即为久病邪气内敛，正气不足，本虚标实偏虚之症。标实指痰浊、血瘀及外邪；本虚，主要是肺、脾、肾三脏的虚损。病至此时，多以肺虚为主，疾病反复发作，耗伤正气，导致肺虚，有阴虚、阳虚之别。最终导致脾肾两虚，影响到脾肾；或者肺病伤及于肾。肾气虚，则易喘，动则喘甚，肾气虚与阳虚可并见。脾虚一般由饮食引起，或痰湿困脾导致。肺气肿阶段肺、脾、肾是最主要的受损脏腑，但是病情严重时，除了肺、脾、肾虚弱，同时累及到心。因心脉上通于肺，若肺失治节，血行不利，导致心脉瘀阻。心与肾，水火相济，心阳根于命门，如肾阳亏虚，则导致心阳疲惫，因此心鼓动血脉无力，也可导致心悸和紫绀等。临证多可见咳声低怯无力，喘而短促难续，喉中少有痰鸣咳嗽，脉象多虚弱无力。还可伴有体倦乏力、气短懒言、纳差、头昏等全身虚弱症候。

所谓偏实，则是指病势较为严重的情况，多以痰浊、瘀血和外邪为主要因素。肺气闭郁，或热邪壅于肺，炼液成痰。痰邪在内，感受外邪，容易引动宿痰。外邪痰液可相互搏结，阻隔气道，加重病情。气滞、痰阻日久，血行不畅，脉络不通，从而出现紫绀、舌质暗、舌下脉络青紫，甚至出现紧、急、满、胀等。外邪主要以风为主，常夹有寒热等邪气，共同侵袭肺卫。临证多可见病势较急，咳声有力、喘而气粗升高、可伴喉中痰鸣，脉象多数而有力。

中医是怎样治疗慢阻肺的？

慢阻肺作为一种长期慢性疾病，病因病机较多、症状繁杂、虚实交错、迁延反复、经久难愈。中医学根据其所涉及脏腑、病因、寒热、虚实等因素将其分为以下几个主要证型：

风寒束肺证

证型特点：咳喘痰多，恶寒肢冷，痰白清稀多泡沫，痰易咳出，咽痒，不发热或低热，口不渴，鼻塞流清涕，舌淡苔薄白或白腻，脉浮紧或滑。

常用治法：解表散寒，宣肺平喘。

治疗方剂：通宣理肺丸、小青龙合剂。

风热袭肺证

证型特点：咳喘痰多，痰黄或白粘难咳出，发热恶风，口干咽痛，便干尿黄，鼻塞流涕，舌红苔黄，脉浮滑数。

常用治法：解表清热，止咳化痰。

治疗方剂：桑菊感冒片、羚羊清肺丸、银翘解毒丸。

痰热壅肺证

证型特点：咳嗽气粗，痰多黄稠，口干口苦，烦躁不安，大便秘结，舌红苔黄腻，脉滑数。

常用治法：清肺化痰止咳。

治疗方剂：清气化痰丸、止嗽化痰丸。

痰湿犯肺证

证型特点：咳声重浊，夜重日轻，痰粘量多，乏力肢重，面部虚浮，纳呆腹胀，便溏，舌淡胖边有齿痕，苔白腻，脉濡缓或滑。

常用治法：健脾燥湿，化痰止咳。

治疗方剂：二陈丸、桔红丸。

肺气虚弱证

证型特点：咳声无力，日重夜轻，多为单咳或间歇咳嗽，痰量少稀白，恶风，自汗，易感冒，舌淡苔薄，脉细弱。

常用治法：补益肺气，化痰止咳。

治疗方剂：至灵胶囊、人参保肺丸。

肺肾阴虚证

证型特点：呛咳，咳声短促，喘促气急，痰少质粘难咳，或见痰中带血，腰膝酸软，五心烦热，面色潮红，或有低热，口咽干燥，耳中蝉鸣，舌红少津，脉细数无力。

常用治法：滋肾养肺。

治疗方剂：生脉饮、麦味地黄丸、蛤蚧定喘丸、百合固金丸、润肺化痰丸、养阴清肺丸。

脾肾阳虚证

证型特点：咳喘反复发作，咳声低而无力，动则喘甚，神疲乏力，自汗，四末不温，纳少，便溏，或见浮肿，面青唇紫，舌质紫暗，苔淡白或黑润，脉沉细无力。

常用治法：温补脾肾，纳气平喘。

治疗方剂：金匮肾气丸、参蛤散、六君子丸。

除去以上的几种汤药或成药疗法，中医往往还会根据患者不同的证型采取如体针、耳针、艾灸等不同的辅助治疗手段，并使其取得最佳效果。

中医认为慢阻肺是哪几个脏腑的问题？

慢阻肺以咳、痰、喘反复为主要临床表现，中医归于咳嗽、喘证、肺胀的范畴。本病常反复发作，且迁延日久，难以治愈固可影响到多个脏腑的功能。

尤其以肺脾肾三脏为主。

肺主气，开窍于鼻，外合皮毛，主表、卫外，且肺为娇脏，长期受多种外邪侵袭，宣肃功能失常，痰浊滋生内阻于肺，日久肺气亏虚，气体交换受阻，清气不能运送濡养周身，而浊气难于排出，滞于胸中，则肺膨膨胀满，而成肺胀。肺气虚衰，卫外失职，六淫之邪，尤其是风寒、风热之邪，每易反复袭肺，或邪盛正虚，或迁延失治，导致虚者更虚，实者更实，而易诱发本病的发作。

脾为肺母，肺病日久，子耗母气，则脾运失健，导致脾气虚衰；若平素饮食不节、贪凉饮冷，就会损伤胃气也可导致脾虚；脾虚不能散精上归于肺，肺虚不能输布水精，则聚为痰浊，痰浊阻络，发而为喘。脾为后天之本，脾气虚衰，血气生化乏源；肺主一身气行，肺气虚衰，则气虚无力推动血行，血虚且血行不畅，可使瘀血内生，阻于血脉，易成瘀阻。

肺为气之上源，肾为气之下源，肺主呼气，肾主纳气，肾虚下气乏源，摄纳无权，而致喘气不足以息；且肺为肾之母，随病势深入，母病及子，由肺及肾，则肾气必更虚，出现呼多吸少，动则气喘征象。

肺脾肾三脏亏虚，则会出现“通调水道”、“运化水湿”、“蒸腾气化”之功失职；水饮内停不化，由虚致实，痰浊瘀血等病理产物肆虐，从而产生咳、痰、喘诸症。所以肺脾肾亏虚是慢阻肺最基本的病理改变，所谓其标在肺，其制在脾，其本在肾，而痰浊瘀血是重要的病理改变。

什么是氧疗？

谈到氧疗，就不得不谈到缺氧。缺氧是人体由于自身原因或外界因素受限而产生的一种病生理状态。缺氧会导致人体出现血管扩张、心律增快、肺动脉压力升高等一系列不良反应，而这些不良反应恰恰是诱导慢阻肺及肺心病等一系列肺系疾患发作的主要原因。所以，及时纠正低氧血症就成为提高慢阻肺患者生活质量，降低死亡率的决定性因素。

氧疗是指借助外界器械，通过提高人体额外吸入氧浓度，从而增加肺泡氧分压以及动脉氧分压，以达到升高血氧浓度，减少因缺氧产生头痛、心悸、烦躁等症状产生几率的目的。近年来，随着健康知识的普及和科技的进步，氧疗以逐渐成为慢阻肺患者主要的非药物治疗方式。

鼻导管或鼻塞吸氧

鼻导管吸氧包括单侧鼻导管和双侧鼻导管两种方式，两者均经鼻孔插入鼻腔顶端软腭后部，使吸氧浓度维持在一个较为稳定的范围内。单侧鼻导管较为柔软，不易损伤鼻黏膜，但易产生阻塞且易脱落。而双侧鼻导管则更易保持一定的氧流量且容易固定。鼻塞多是由塑料或有机玻璃制作而成的球型或椭圆形的器械，其优点为符合人体结构，使用舒适，但感冒患者使用不便。无论是鼻导管还是鼻塞均较为便宜且使用方便，但因其在氧流量较高时容易导致鼻黏膜干燥，故仅用于低流量供氧。

可调面罩吸氧

面罩吸氧是通过调节空气的进入量，将吸入氧气浓度控制在一定范围内的可调性给氧法、主要分为开放式和密闭式。开放式是将面罩置于距病人口鼻 1～3 厘米处，不适感较低，主要适宜儿童。而密闭面罩法是将面罩紧密罩于口鼻部并用松紧带固定，吸氧浓度较高且无黏膜干燥刺激感，适宜较严重缺氧者。两者均存在进食、排痰及谈话不便的缺点。

气管导管氧疗

这种方法是将细导管插入气管内，直接将氧气送入气管。该法具有耗氧量小、疗效高、位置固定、舒适度高等特点。气管导管氧疗法与其他氧疗法相比更为经济，适合需长期氧疗的患者使用。

脉冲给氧

是一种较为新颖的氧疗方式，此法通过按需脉冲阀自主调配患者给氧量，减少了大量不必要的氧消耗。脉冲给氧时，进入气道的氧气是湿度较高的空气，不需湿化，解决了气道易干燥的问题。该法临床应用虽尚不广泛，但前景广阔。

氧疗作为一种非药物治疗方式，因其操作简便，治疗直接等优势，成为改善症状，提高患者生存质量的重要方法。国内外对于氧疗的使用越来越普遍。随着新氧疗技术的产生和氧疗方法的改进，未来对氧疗的应用会更加广泛。

什么是家庭长期氧疗？

慢性阻塞性肺疾病是以气流受限不完全可逆为特征的慢性病，主要表现为气流受限逐渐加重，且随病情进展，慢慢出现胸闷、气急、头晕、恶心、心悸等血氧下降的症状，并逐渐向肺心病等不可逆性肺病方向发展，最终出现呼吸衰竭甚至危及生命。

对于慢阻肺患者来说，在医院接受正规治疗的时间毕竟有限，大部分时间还是需要在家中度过。所以，家庭治疗对于延缓慢阻肺患者病情进展，提高患者生存质量方面都具有显著意义。尤其是家庭氧疗，因其简单实用的特性，成为适合慢阻肺患者家庭治疗的首选方式。

一般我们所说的家庭氧疗都是指长期家庭氧疗是指患者在脱离医院环境后返回社会或家庭，在医生的指导下坚持每日科学吸氧，并持续较长时间的一种治疗方式。标准的长期氧疗都是指患者需 24 小时不间断吸氧，但由于很多患者的个人原因及家庭条件所限，很难做到上述标准。所以，现在较为普遍的看法是保证每日至少吸氧达 15 小时即可称为长期氧疗。

慢阻肺患者的病情一般呈逐年进展的状态，尤其是因为低氧血症而造成的动脉血氧下降，肺细小动脉痉挛，肺动脉压升高，最终导致肺心病的出现。而长期家庭氧疗则可针对这些情况进行及时纠正，通过提高吸氧量使动脉血氧升高，缓解慢阻肺患者因为长期低氧血症而带来的肺细小血管痉挛及纤维化，降低肺动脉压，减缓肺心病的发生。有研究表明，同为重症肺气肿患者，每日吸氧达 15 小时以上者的 5 年死亡率，较未吸氧或为坚持吸氧的患者提高了近 20%。由此可见，坚持长期氧疗的生存益处更为明显。

另外，由于心肺功能减退、低氧血症等一系列症状的出现，慢阻肺患者的活动能力和劳动能力受到很大的限制。其中老年患者因合并基础疾病较多，且多迁延不愈，加之经济收入明显减少、日常生活自理困难和脱离社会，因而更容易产生紧张、焦虑、抑郁、敌对、偏执等情绪障碍。此外，慢阻肺患者往往多合并有明显的睡眠质量下降，如睡眠不足、睡眠不稳、易早醒、不易入睡等睡眠障碍表现。而家庭长期氧疗通过提高氧气供应量，改善肺循环及心脑循环，对缓解慢阻肺患者焦虑、抑郁及恐惧，改善睡眠状况是有显著效果的。

综上所述，家庭长期氧疗主要通过纠正慢阻肺患者的缺氧状况，使患者的生活质量及情绪障碍有显著的提高或改善，且操作简单、方便，安全性好，舒适性高，发展前景较为广泛。

为什么慢阻肺患者要持续低流量吸氧？

持续低流量吸氧是一种较为常见的氧疗模式。这种模式先期强调使患者吸氧流量维持在 1～2 升/分钟，氧浓度应控制在 25%～29%范围内，氧分压维持在 8kPa 以上，持续吸氧时间保持为至少 12 小时以上。后期根据患者的病情改善状况来调整吸氧浓度，以期获得最佳的治疗效果。持续低流量吸氧可使慢阻肺患者的血氧浓度维持在一个较为适宜的数值范围内，使病情转归向好的方向发展。

慢阻肺患者往往需进行持续低流量吸氧治疗，在人体的颈动脉和主动脉处存在着一种化学感受器，这种感受器对血液中的氧含量进行着监控。当血氧含量较低时，它会刺激人体加快呼吸频率，提高血氧含量；而在血氧含量较高时时则会减慢呼吸来降低体内血氧。这种对氧极其敏感的“监控器”却对二氧化碳不甚敏感。它没有办法根据人体内二氧化碳含量进行合理调控。所以当患者吸入较高浓度的氧气时，体内血氧迅速上升，在化学感受器作用下，患者呼吸变浅变慢。此时体内产生的二氧化碳由于呼吸频率的下降无法及时排出体外而存留下来，造成了二氧化碳潴留，并引发高碳酸血症、呼吸衰竭，最终危及生命。

而选择持续低流量吸氧对慢阻肺患者进行治疗，则患者血氧上升幅度较小，有利于保持感受器对人体呼吸中枢的刺激，使呼吸频率维持在一个合适的范围内，有效地降低了二氧化碳潴留的形成几率，对提高患者生存率起到了至关重要的作用。

什么是氧中毒？

氧是自然界需氧型生物维持生命不可缺少的物质，而超过一定压力和时间的氧气吸入，则会对机体起有害作用，从而引发氧中毒反应。氧中毒是指机体吸入高于一定压力的氧一定时间后，某些机体器官的功能与结构发生病理性变化所表现出的一系列病症。通常表现为口干、咳嗽、咽痛、头晕、恶心、健忘。长期氧中毒状态还可引起视力下降，动脉粥样硬化，甚至可诱导帕金森综合症的发生。

曾有研究表明，长期暴露于高压氧的人，体内的活性氧明显增加，且比其他人更易衰老。

氧中毒因吸入氧气浓度的不同以及人体的个体差异，具体表现也不尽一致。临床一般将氧中毒分为眼型氧中毒、肺型氧中毒、脑型氧中毒三大类。

眼型氧中毒多发生于早产的婴幼儿。

肺型氧中毒是指长时间吸入 100～200kPa 的氧气时，肺部组织所产生的一系列损伤。有研究表明在 200kPa 下吸入氧气 5～6 小时即可出现口干、咽痛、咳嗽、胸骨后不适；7～8 小时发生频繁咳嗽，吸气时胸骨后灼痛；9～10 小时，出现吸气时胸骨后剧痛、难以控制的咳嗽，肺活量下降；10 小时以后两肺气体交换障碍，出现呼吸困难。X 线检查可见肺纹理明显增加，进而可见片状阴影，继而出现类似大叶性肺炎的肺部病变。

脑型氧中毒所要求的氧压力较高，但所导致的后果也较前两者为重。脑型氧中毒的患者最初表现为面部肌肉的颤动，也可累及手部肌肉。继而出现面色苍白、恶心、呕吐、眩晕、出汗、心悸、气短、手指或脚趾端发麻、情绪烦躁等症状；接着出现极度疲劳、嗜睡、呼吸困难等，少数人还可能发生虚脱。有时甚至会出现肌肉抽搐、牙关紧闭、口角歪斜、意识丧失、二便失禁的癫痫样症状。

氧中毒症状较为复杂，对人体器官的损害也比较严重。对于需要吸氧特别是需要长期氧疗的慢阻肺患者来说，尤其应予以重视，避免它的发生。

什么是肺康复治疗？

肺康复治疗是对有症状和日常活动能力降低的慢性肺疾病

患者采用的有证据基础的、多学科和综合的干预，通过与患者的个体化治疗相结合，肺康复有助于减轻症状，为此理想功能状态。肺康复的目标如下：

缓解或控制呼吸疾病的急性症状及并发症。

消除疾病遗留的功能障碍及心理障碍，开展积极的呼吸和运动训练，挖掘呼吸功能潜力。

教育患者如何争取日常生活中的最大活动量，并提高其对运动和活动的耐力，增加日常生活自理能力，减少对住院的需要。

对慢阻肺患者而言，肺康复治疗是一种已趋于成熟的多元化治疗，具体实施时应根据患者的情况制定一个切实可行的康复目标，包括近期及远期目标，并制定详尽的康复时间表，内容包括教育、呼吸和胸部物理治疗的指导，心理学支持和运动锻炼。

常用的使用于慢阻肺患者的康复项目有运动锻炼下肢、上肢锻炼，呼吸肌的锻炼，补充氧，无创通气，营养补充等。

什么是胸式呼吸和腹式呼吸？

要弄清楚什么是胸式呼吸和腹式呼吸，首先要了解人体基本的呼吸过程。人在平静呼吸时，吸气运动主要由吸气肌，即膈肌和肋间外肌的收缩实现的，是一个主动过程。膈肌位于胸腔和腹腔之间，构成胸腔的底，静止时向上隆起，形似钟罩，收缩时，隆起的中心向下移，从而增大胸腔的上下径，使胸腔体积增大，利于气体进入肺内。膈肌和肋间外肌舒张时，肺依其回缩力牵引胸廓回缩，减小胸腔与肺的容积，使气体呼出，完成一次呼吸运动。膈肌的收缩和舒张可引起腹腔内器官的移动，造成腹部起伏，这种以膈肌舒缩为主的呼吸运动称为腹式呼吸，而肋间外肌的舒缩活动表现为胸部的起伏，因此，以肋间外肌舒缩为主的呼吸运动称为胸式呼吸。一般情况下，成年人的呼吸运动呈腹式呼吸和胸式呼吸并存的混合式呼吸，婴幼儿由于尚未发育完全，以腹式呼吸为主，慢阻肺患者可通过练习深而慢的腹式呼吸以提高呼吸功能，这也是慢阻肺肺康复治疗的重要内容之一。具体步骤如下：

1. 如患者有气道痉挛，在锻炼开始之前先吸入支气管舒张剂，氧疗的患者应继续氧疗。如气道内分泌物多，应先予体位引流或有效咳嗽。

2. 患者可取卧位半卧位或立位，初学时以半卧位为容易，如取卧位或半卧位，两膝下可垫小枕头，使小腿半屈，有利于使腹部放松。

3. 将左右手分别放于腹部和前胸部，以便观察锻炼时胸腹的呼吸运动情况，放松胸壁和呼吸辅助肌。

4. 患者采取较深而慢的呼吸经鼻吸气，经缩唇的嘴慢呼气，吸气时有意尽力应用膈肌，达到上腹部最大隆起。

5. 呼气时应用腹肌收缩使膈肌上移，以帮助排气和膈肌休息，若腹肌无力，可在下腹部放置 2～3 公斤重物或包裹腹带以帮助腹肌用力。

6. 呼吸期间保持胸廓最小活动幅度或不变。锻炼患者通过手感，了解胸腹活动是否符合要求，并随时纠正。

7. 掌握卧位或半卧位的腹式呼吸方法后，可应用于坐位，前倾位或立位时的腹式呼吸。

什么是缩唇呼吸？

缩唇呼气是一种锻炼呼吸肌的肺康复治疗方法，其要领是采取“吹笛状”呼气法，即将嘴唇缩成吹笛状，使气体通过缩窄的口形徐徐呼出。呼气时缩唇大小程度由患者自行选择调整，以能轻轻吹动面前30厘米的白纸为适度，但吸气时则宜经鼻，因为空气经鼻腔的吸附、过滤、湿润、加温可以减少对咽喉、气道的刺激，并有防止感染的作用。每次吸气后不要忙于呼出，宜稍屏气片刻再行缩唇呼出，该锻炼法可随时进行。

慢阻肺可以手术治疗吗？

晚期的慢阻肺患者在应用药物仍不能使症状缓解的，可以考虑手术治疗。现已有两种方法治疗病情严重的慢阻肺患者，一是肺减容术，治疗终末期慢阻肺的另一种方法就是肺移植，然而，由于供体的稀缺及大多数危重慢阻肺患者的年龄问题，所以对大多数患者来说，目前还不是一个切实可行的办法。

什么是肺减容术？

肺减容手术（Lung Volume Reduction Surgery，LVRS）是治疗部分重度肺气肿的有效方法，是内科治疗的有效补充。适应证：①临床指标：年龄＜75岁；行系统的内科治疗无效；戒烟＞3个月；呼吸困难指数3级以上；②生理学指标：FEV_1＜35% pred；RV/TLC＞60%；TLCO＜20%～40% pred；6MWD＞300m；③影像学表现：CT提示为以上叶为主的非均质性的肺气肿。相对禁忌证：①临床指标：年龄＞75岁；合并其他严重疾病并且估计5年死亡率＞50%；重度肥胖或恶病质；α1-抗胰蛋白酶缺乏；②生理学指标：FEV_1＞40%

pred；RV＜150％ pred；TLC＜100％ pred；TLCO＜20％ pred；P_aCO_2＞55mm Hg；6MWD＜300m；MPAP＞35mm Hg；③影像学表现：均质性的肺气肿。应该指出，肺减容术开展时间还比较短，病例选择、手术入路、手术方式、双侧病变同期手术还是分期进行以及围术期处理等各方面还存在许多问题和争议，肺功能改善的中、远期效果的报道还不多，疗效尚未得到确定，因而其确切的临床价值尚有待进一步的观察和探索。

什么是肺移植术？

肺移植是治疗终末期肺病的唯一有效方法，广义的肺移植有四种：肺叶移植、单肺移植、双肺移植、心肺联合移植。开展肺移植是一项系统工程，涉及肠外科、内科学、免疫学等多个学科，需要医疗、行政法律等多个部门协作。尽管目前肺移植已取得诸多成就，但临床上仍有许多问题亟待解决，主要有：①可供移植的供者严重短缺是最大的制约因素；②原发性肺移植功能障碍及免疫抑制治疗是移植术后面临的最主要问题，大量的免疫抑制剂已表现出严重的不良反应，且效果仍不能两人满意。

什么是慢阻肺冬病夏治法？

冬病夏治是传统中医按照自然界变化对人体的影响，推算出气血运行在每个节气的变化，并依此制定出传统的治疗方法。根据“春夏养阳”的原则，由于夏季阳气旺盛，人体阳气也达到四季高峰，尤其是三伏天，肌肤腠理开泄，选取穴位敷贴，药物最容易由皮肤渗入穴位经络，能通过经络气血直达病处，所以在夏季治疗冬病，往往可以达到最好的效果。如果在缓解期服药治疗，能够鼓舞正气，增强抗病能力，从而达到防病、治病的目的。“冬病”就是在冬天易发的病，此种病的易发人群多为虚寒性体质。通常的症状：手脚冰凉，畏寒喜暖，怕风怕冷，神倦易困等。伏天人体气血旺盛，腠理开泄，此时贴敷，药力更易直达脏腑，而可达到激发正气的目的。对于哮喘、慢支等寒冷季节发病加重的疾病而言，冬病夏治是指通过夏季提前的预防和治疗，将这些冬天好发、阳气虚弱的疾病，在阳气旺盛而未发病的夏季，通过中药敷贴等方法进行治疗和调理，以减轻在冬季发作时的症状和病情，从而促进其康复。冬病夏治效果最为理想的是呼吸系统疾病，其适应症主要有：慢性支气管炎、支气管哮喘、肺气肿、慢性阻塞性肺疾病、过敏性鼻炎、变异性咳嗽等中医辨证属阳虚为主，或寒热错杂以寒为主的患者；也适用于怕冷、怕风、平素易感冒或冬季反复感冒的虚寒体质的患者，此类患者常见症状有：咳、喘反复发作，鼻涕、痰液清稀而白，背部怕冷，冬季及受寒后症状明显加重，舌质淡红，苔薄白或薄黄，脉弦、紧或滑。需要注意的是，支气管扩张、活动性肺结核咳血患者、孕妇禁用冬病夏治消喘膏；糖尿病患者血糖控制不佳者、瘢痕体质者、皮肤过敏者要慎用冬病夏治。

慢阻肺可以用灸法吗？

灸法对机体免疫、血液循环、神经、内分泌、呼吸、消化、生殖等各系统均有促进和调节作用。慢阻肺患者可以在咨询专业医生了解自己的体质和疾病特征后在医院或家里接受艾灸治疗，现简单介绍一下艾炷灸法，将艾绒先捏成大小不等的圆锥体放在穴位上，然后点燃施灸的一种艾灸方法。艾炷灸法要根据体制和病情选择施灸部位和时间。①偏于肺气虚：灸肺俞 4～6 壮，灸风门 4～6 壮，灸定喘 4～6 壮，灸合谷 4～6 壮，灸列缺 4～8 壮，灸膻中 4～6 壮。②偏于脾气虚：灸足三里或上巨虚 3～9 壮，灸丰隆 3～9 壮，灸脾俞或胃腧 3～7 壮，灸风门或肺俞 3～7 壮，灸中脘 3～7 壮，灸大椎3～5 壮。③偏于肾气虚：灸肾俞或命门 3～7 壮，灸气海或关元 3～7 壮，灸太溪或照海 3～9 壮，灸大椎 3～5 壮，灸肺俞 3～7 壮。操作时要注意患者变化，避免烫伤。

患者可以拔罐治疗吗？

拔火罐是中医治疗疾病的一种有效手段，但在使用时应因人因时而异，需在医生指导下使用，否则会损害身体健康，严重的可危及生命。慢性肺病患者，可以适当配合拔罐治疗，但合并肺部炎症时，可能会伴随肺泡的损伤或肺部积液。如果严重肺气肿或肺大疱患者采用拔火罐治疗，可能会使胸腔内压力发生急剧变化，导致肺部组织受到损伤，从而发生自发性气胸。

耳针穴位有哪些？

耳针疗法，是以毫针、皮内针、艾灸、激光照射等器具，通过对耳廓穴位的刺激以防治疾病的一种方法。可以在医院接受耳针疗法，常用的取穴如下：

以神门、肺、肾上腺、支气管、交感为主穴。痰多加脾穴，喘满加肝穴，食少加胃穴，烦躁加心穴，体虚加肾穴。

长期使用耳针治疗，可以用皮质下代替神门穴，内分泌穴代替肾上腺穴，气管穴代替肺穴，咽喉穴代替平喘穴。上述穴位的交替使用可以提高疗效。

体重指数和呼吸困难分级在防治上有何应用?

体重指数（BMI）是评估患者全身状态及预后的一个重要指标。有研究表明，低 BMI 的患者病死率增加，尤其是重度慢阻肺，改善 BMI，可以降低其病死率。

体重指数（BMI）反映人体的营养状况，营养不良往往会导致慢阻肺患者呼吸肌的萎缩，收缩力和耐受力的下降，从而会进一步加重气流阻塞和气体的陷闭，导致肺的过度动态充气，反之也会影响呼吸肌肉的收缩功能，加重呼吸困难。

慢阻肺的诊断及严重程度的分级主要靠肺功能检查，FEV_1 的变化是严重度分级的主要依据，此外，气流受限可导致呼吸困难，所以，慢阻肺患者又可根据呼吸困难水平进行评分。

低体重患者较正常体重患者容易发生呼吸困难。研究表明，低体重慢阻肺患者比正常体重患者呼吸困难程度严重。

慢阻肺病情程度分级越高，BMI 越低，慢阻肺病情程度分级与 BMI 分级存在负相关，BMI 越低，慢阻肺的患病率越高，低 BMI 也可能是慢阻肺病情严重程度的一个重要指标。

慢阻肺患者由于营养物质摄入减少、消化吸收不良、能量需求增加和分解代谢增强等原因，常常发生营养不良或营养耗竭，其突出表现为体重下降或消瘦的同时伴有免疫功能低下。

气道阻塞程度越严重，营养不良的发生率越高，反之营养不良又可降低呼吸肌肌力和耐力，使之容易发生呼吸疲劳而加重通气功能障碍，进而发生呼吸衰竭。

由于患者免疫功能低下常易发生肺部感染。营养不良、免疫力低下和感染是慢阻肺患者的重要致病因素，三者互为因果并形成恶性循环。

慢阻肺患者的体重指数和肺功能有一定的相关性，改善患者的营养状况，有利于患者改善肺功能和呼吸困难，提高生活质量。

患者的饮食原则是什么？

总体来讲，患者的饮食宜清淡，应给予营养丰富易消化吸收的食物，如：软米饭、米粥、面包、面条、鲜奶等，但增加营养不要急于求成，应循序渐进，进食要有规律、有节制，少食多餐，忌暴饮暴食，避免进食生冷、油腻、辛辣刺激的食物，如配合中药食疗，更能调补脾肺肾，扶正固本，提高机体抗病能力。可以作为食疗的药材有：百合、白果、杏仁、罗汉果、核桃、陈皮、佛手、丁香、茯苓、山药、芡实、当归、黄芪、麦门冬、沙参、莲子、银耳、冬虫夏草，配合猪瘦肉、鸡肉、鳖肉等食物。

慢阻肺患者可以选择哪些食疗方？

川贝冰糖柑

广柑一个（去皮、核，压碎），川贝粉 6 克，冰糖 20 克，同放入锅内蒸，待水开上气后，再蒸 20 分钟，一次食用，用于慢阻肺的虚证。

桑叶杏仁饮

取桑叶 10 克，杏仁、沙参各 6 克，浙贝 3 克，梨皮 15 克，冰糖 10 克，煎水代茶。此方用于慢阻肺患者因感染急性发作，病后余热未清者。

萝卜猪肺汤

取萝卜500克，杏仁15克，白果仁6克，猪肺（或牛肺）250克，微火共炖至烂熟，入少许盐调味，分2次服，隔日一剂，可用于痰热犯肺、喘咳痰鸣、口苦咽干、痰稠难出者。

百合柚子饮

新鲜柚子皮一个，百合120克，五味子30克，川贝30克，共放入砂锅内，加水1500毫升（约两大碗），煎2个小时，去药渣，入适量白糖，装瓶备用，一剂3日服完，连服5～10剂，适用于各型慢阻肺患者。

鲤鱼蔻仁汤

鲤鱼一条（半斤以上），蔻仁4克。鱼去鳞去内脏洗净，将蔻仁放鱼腹中，加少量生姜片，盐少许调味，煮汤分两次服。对表现为胸腹胀满、浮肿、喘咳痰多、清稀易出的患者最为适宜。

核桃百合粥

核桃仁20克，百合10克，粳米100克，共煮粥，早晚分服，适用于脾肾阳虚、畏寒肢冷、喘咳气短者。或取核桃仁20克，人参6克（或党参15克），生姜5片（或加川贝5克）。加水适量煎取200毫升，去姜，加冰糖适量调味，临睡前温服，对肾不纳气的虚寒性慢阻肺患者功效最佳。

四仁鸡子粥

取白果仁、甜杏仁各100克，胡桃仁、花生仁各200克。将四仁共捣碎，每次取20克，加水一小碗，煮数沸打入鸡蛋一个，入冰糖适量，顿服。每日1次，连服3个月，适用于慢性支气管炎合并肺气肿患者。

枇杷梨

梨子1个，枇杷30g。将梨子洗净，挖空心，去核，加入枇杷，糖少许，隔水蒸炖，熟后温食。每日1次，连服数天，用于气短，咳嗽，咳痰者。

石竹杏仁绿豆粥

生石膏40克，鲜竹叶15克，苦杏仁15克，绿豆50克，桔梗10克，陈皮20克，白糖适量，粳米150克。将生石膏加适量水，先煎30分钟后，加入鲜竹叶、苦杏仁、桔梗、陈皮煎煮，煮开后，小火煎煮，约30分钟后，过滤去渣取汁备用。粳米洗净，与绿豆一同置锅中，加入适量清水，置武火烧沸后，再改用文火煎煮。至粥熟后，倒入药汁与白糖，稍煮片刻；即可温热服食。每日1剂，分3次食完，连服3～5日。

桂花核桃冻

鲜桂花15克，核桃仁250克，奶油100克，白糖适量。将核桃仁加水磨成浆汁；锅洗干净，加水适量，烧沸，再加白糖搅匀，然后把核桃仁浆汁、白糖汁混合拌匀，放入奶油和匀后置武火上烧沸，出锅入盒中，待冷后放入冰箱内冻结。食用时，用刀划成小块，装入盘中，撒上桂花即成。

每日1剂，温服，分2次服用，连服3～5日。

慢阻肺患者有哪些饮食禁忌？

痰饮较多的虚寒性患者，也不宜食用生冷瓜果之品，如西瓜、苦瓜等；痰热型患者不宜食用煎、炸、炙食品，如炸鱼、烧蟹、炙虾等均不宜食用。各种含糖多的甜品，往往助生痰饮，最好少吃。椒、蒜、韭菜等，食之能令人气上逆；生枣、石榴食之令人气壅生胀均不宜食用。

另外，食疗同中药汤剂一样依据中医辨证规律，因此，同样需要“辨证论食”，否则会适得其反。如阳虚明显体质者，清热之品宜少，可加入温阳助火之品，如干姜、肉桂、小茴香等，此类既是调味品又能温肾助阳。相反，阴虚明显体质者，避免温阳助火、燥烈之品；肥人体盛痰多者，饮食宜清淡，少滋腻，如胃纳减退，可采用软食或半流质食物或少量多餐，适当加入山楂等助消食。此外，创造良好的进食环境，进食前后适当休息，对于有明显缺氧者进食前后应吸氧，以帮助进食和消化。

营养支持有哪些注意事项？

早期发现、早期预防、早期治疗

营养支持不应仅仅局限于纠正已存在的营养不良，还应着眼于预防营养不良的发生和发展。因此，对于慢阻肺患者的营养治疗应以早期发现、早期预防、早期治疗为目标，治疗对象应扩大到门诊患者和病情轻度者。此外，对于慢阻肺患者，尤其是稳定期患者，进行合理的营养指导，改变不合理的饮食习惯是非常必要的。

加重通气负担

进食或输注过多的糖类可产生大量的二氧化碳，呼吸量增大，加重通气负担。提示在通气储备功能较差的慢阻肺患者补充营养时应注意通气负荷情况。

胃肠功能障碍

经消化道过多的补充可引起腹胀、腹泻、恶心、呕吐。腹泻的原因是乳酸缺乏和脂肪吸收不良。此时应立即停止肠道营养1～2天，待腹泻停止后，再缓慢恢复肠道营养。

其　他

在静脉营养治疗特别是过量葡萄糖输入可引起胰岛素分泌和释放增加，使葡萄糖和磷酸结合而进入骨骼肌和肝脏，出现或加重低磷血症，导致呼吸肌无力和疲劳。过多的葡萄糖摄入超过肝细胞的氧化量，可引起肝脏脂肪变性。

对严重呼吸困难和高碳酸血症病人适当减少碳水化合物，

高度重视水、维生素、电解质的补充。

营养支持是呼吸康复治疗中的一个部分，单纯强调营养支持而忽视其他康复治疗是不可行的，只有相互配合，合理运用，才能使慢阻肺患者获得呼吸功能的改善和生活质量的提高。

全身运动锻炼有哪些？

运动疗法前后需有预备运动和整理运动，例如先做一些曲臂、伸腿、弯腰等动作；运动时可使用脉冲血氧监测仪定期监测血氧饱和度，如运动中出现明显的低氧血症时，有必要予以吸氧以防止低氧血症并继续进行运动疗法；运动后，也要有原地踏步等整理动作。

下肢训练

具体方法有平地步行、上下楼梯、自行车测力计、踏旋器等。

在此推荐一种快走法，即患者在平地以最快速度行走 12 分钟，每天可进行 3～4 次。患者根据自身的主观感觉、呼吸困难和心悸程度，决定行走速度。

上肢训练

上肢肌力和耐力的训练。

1. 手指的运动：由拇指开始，依次屈伸，做 5 指同时屈伸，握拳运动，每日 4 次，每次 3～5 分钟。

2. 梳头运动：用双侧手交替持梳子梳头，颈部不要倾斜，肘部抬高，保持自然位置，面对镜子梳理，每日 3 次，每次 3～5 分钟。

3. 上臂运动：双侧上肢交替做上举过头运动，每日 3 次，每次 3～5 分钟。

4. 肩膀运动：将一侧手放于枕部，触摸对侧耳朵，可用另一侧手予以协助，每次3～5分钟，每日3次。

5. 压球运动：在进行肩膀运动的同日进行压球运动，两手在胸前压球。

6. 压壁运动：双手压墙壁，支撑身体，屈伸肘部，双侧应共同用力，力量要均衡。

7. 摆臂运动：双手左右大幅度摆动，为避免双侧差别应共同用力。

8. 煽动臂膀运动：双手十指在脑后叠加，两肘在面前开合，保持两肘高度一致。

9. 爬墙运动：沿墙壁手向上伸。

10. 吊绳运动：握绳屈伸肘部，两臂在身体两侧上、下牵拉。每次运动3～5分钟，每日3次。

上下肢训练应同时进行。

全身运动

慢跑、散步、广播操、太极拳、气功、家务劳动等。

慢阻肺患者如何摆正心态？

自我认知

正视慢阻肺，主动了解什么是慢阻肺，慢阻肺与情绪的关系，行为模式与慢阻肺的关系。建立较为现实的认识问题的思维方式，消除各种不良心理障碍。不要以自我为中心，平时要有一定的人际交往，培养自我控制力，适当内省自己的个性偏差。

事件松弛干预措施

强调正性情绪（心情开朗、情绪稳定）对疾病康复的重要性，学习正确应对不良生活事件和改善负性情绪的方式和技巧，总结引起自己病情加重的因素，特别是精神、心理方面的因素并注意避免。

社会活动和健身娱乐干预措施

根据自己病情、年龄、爱好等情况，或者根据医生的建议，多参与社会活动，安排适宜的健身、娱乐内容的生活作业，并尽量坚持下去。

如何进行心理疏导？

慢阻肺患者由于长期受疾病的困扰，呼吸功能受损，生活质量渐下降，社会交往明显减少，因而易出现焦虑、抑郁、性情急躁等心理行为障碍。

1. 向患者讲解慢阻肺相关知识，对疾病的预后给予积极的瞻望，告知可能出现的症状和体征，让患者在心理上有充分的准备，并告知积极情绪有利于疾病的康复。讲解疾病的防治知识，告知患者积极配合治疗、积极功能锻炼，可延缓病情进展，症状缓解后不影响正常交往。做好家属解释工作，正确认识本病，支持患者，维护患者自尊。另外，护士应密切观察患者病情，多与其沟通，了解其心理状态。在生活上予以关心照顾，在护理过程中实施高质量的技术服务，对患者起着潜移默化的作用。

2. 帮助患者取半卧位或舒适的体位，给予氧气吸入并帮助患者寻找恐惧的原因，从而采取针对性的护理措施，对新入院的患者热情接待，介绍管床医师和护士，病情稳定后介绍病房制度，同室病友，帮助建立病友间的和谐关系，耐心解释患者出现的症状、体征和治疗过程。在检查、化验和治疗之前向患者说明目的意义及配合事项。特别是首次应用无创呼吸机患者，做好解释工作，说明使用呼吸机治疗的必要性和重要性，并提供舒适的环境，给陪伴及患者提供现实性保证，并请康复患者现身说法使其了解治疗效果及预后，增强其信心，消除恐惧心理。另外，护理人员充分理解患者心情，做到有问必答，尽量满足患者的需要，还要以娴熟的技术取得患者和家属的信任，保证药物准确及时地应用于患者，达到治疗目的。

3. 让患者树立康复的信心，顽强地与疾病抗争，促使病情稳定和康复。既要让患者好好修养，又要鼓励患者进行适当活动；既要劝患者安心住院，又要鼓励患者为日后恢复工作或社会生活做准备，如培养广泛的兴趣爱好，养成良好的生活习惯，多与朋友相互关心往来；既要配合治疗，又要积极进行呼吸功能锻炼，如无创呼吸机停机前向患者讲解撤机的必要性，教会患者主动练习呼吸操，适当运动促进病情转归，避免产生呼吸机依赖。

长期卧床的慢阻肺患者如何护理？

患者压疮的预见性护理

首先，给予气垫床使用，每2小时翻身一次，选择适合患者病情的卧位，可以减少每次翻身的强度及翻身对患者呼吸循环的影响，平卧30°或侧卧30°交替可以减少压疮的发生。对于呼吸衰竭的患者，受压部位使用减压贴。大小便失禁的，应及时温水擦洗，更换干净衣裤，保持床单清洁、干燥，平整无渣滓，出汗多时及时擦洗，更换衣裤。

泌尿系统感染的预见性护理

对于男性尿失禁患者，首先采取一次性薄膜塑料袋接尿液，指导家属及时更换塑料袋，每日多次温水擦洗，保持会阴部清洁、干燥，肛周涂皮肤保护膜，减少大小便刺激。对于尿潴留者，给予诱导排尿的措施，如听水声、下腹部热敷、会阴冲洗等，必要时给予气囊导尿管保留导尿，每日用0.9%生理盐水清洁会阴后用0.5%碘伏消毒尿道口及尿管近端2次，使用引流袋，有效地防止尿液逆流，置管一周内集尿袋更换1次为宜。

便秘的预见性护理

1. 饮食指导根据患者病情和饮食习惯合理调配饮食，增加患者食物中的纤维素含量，给予充分的体液，根据病情每天饮水1.5～2升，适当摄取油脂类食物。另外，蜂蜜是预防便秘的最佳饮品，可冲水饮用；

2. 定时排便根据患者平时排便习惯，不管此时有无便意，均按时督促患者排便，以形成条件反射协助排便；

3. 腹部按摩每天顺肠蠕动方向按摩腹部数次，以增加肠蠕动，促进排便；

4. 必要时给予大便软化剂或者泻剂，或番泻叶代茶通便。

防止患者意外发生的预见性护理

1. 禁用热水袋，防止烫伤的发生；

2. 所有重症患者均给予床栏使用，肢体躁动明显者使用约束带适当约束；

3. 外出检查或就医一律由医护人员或家属陪同；

4. 加强巡视，在家期间患者身边不可离人；住院期间每天由护士长和主班护士检查高危患者安全防护措施落实情况，及时发现各种不安全的因素；

5. 加强安全的心理预见性护理，防止出现自杀等意外情况的发生；

6. 制订患者发生其他意外应急预案例如坠床 / 摔伤应急预案、误吸应急预案、人工气道突然拔出应急预案等。

心理障碍的预见性护理

慢阻肺患者焦虑抑郁症发病率高，与其反复发作、久治不愈以及中枢神经器质性损害等多种因素有关。在预见性护理过程中，可与患者及时沟通，主动向患者讲解与疾病有关的知识，以心理咨询的模式，通过与患者交流，让患者把痛苦、怨恨、焦虑、受气的事说出来，使患者的情绪得到宣泄，并通过有针对性的心理护理，采取情绪疏导的方法，改善患者的心理状态，减少因心理障碍而出现的意外，提高治疗的效果，改善预后。